Sameera Khan
Malay Kumar
Hemant Kale

Mancha e coloração

Sameera Khan
Malay Kumar
Hemant Kale

Mancha e coloração

ScienciaScripts

Imprint
Any brand names and product names mentioned in this book are subject to trademark, brand or patent protection and are trademarks or registered trademarks of their respective holders. The use of brand names, product names, common names, trade names, product descriptions etc. even without a particular marking in this work is in no way to be construed to mean that such names may be regarded as unrestricted in respect of trademark and brand protection legislation and could thus be used by anyone.

Cover image: www.ingimage.com

This book is a translation from the original published under ISBN 978-3-659-84695-3.

Publisher:
Sciencia Scripts
is a trademark of
Dodo Books Indian Ocean Ltd. and OmniScriptum S.R.L publishing group

120 High Road, East Finchley, London, N2 9ED, United Kingdom
Str. Armeneasca 28/1, office 1, Chisinau MD-2012, Republic of Moldova, Europe
Printed at: see last page
ISBN: 978-620-8-27342-2

ÍNDICE DE CONTEÚDOS

Capítulo 1 **2**

Capítulo 2 **22**

Capítulo 1

INTRODUÇÃO

Se as secções de tecido não coradas forem examinadas ao microscópio com luz transmitida, podem ser identificados muito poucos detalhes para além dos limites nucleares e celulares. O tingimento ou coloração das secções permite estudar e ver as caraterísticas físicas e as relações dos tecidos e das células que os constituem. Isto é tanto mais possível quanto os diferentes tecidos e, na verdade, os diferentes componentes da célula, apresentam afinidades diferentes para a maioria dos corantes. Estas diferenças de coloração são explicáveis com base em variações nas estruturas físico-químicas e na composição das células e dos tecidos.

O objetivo da coloração é delinear o tecido e os componentes celulares de modo a que o patologista ou histologista treinado possa ser capaz de identificar o tecido e estabelecer a presença ou ausência de processos de doença. Este exame é facilitado se forem utilizadas colorações de contraste.

Método de coloração mais utilizado em histopatologia - H & E de rotina, em microbiologia - método de Gram e método de Ziehl-Neelson, em hematologia - coloração de Romanowsky e em citopatologia - coloração de Papanicoloau.

Esta revisão destina-se a ajudar a compreender corretamente o racional da coloração, explicando os vários aspectos destas colorações utilizadas em histopatologia, microbiologia, hematologia e citopatologia.

ANTECEDENTES HISTÓRICOS [4,7]

A origem da coloração pode ser atribuída a Leeuwenhoek, um draper holandês cujo passatempo era a retificação de lentes, com as quais examinava colecções de objectos diversos. Em 1714, Leeuwenhoek estava a examinar os músculos de uma vaca gorda e magra, mas descobriu que o seu material era demasiado transparente para as observações. Procedeu, então, ao tratamento do músculo com um extrato obtido por maceração do açafrão em vinho de bourbon. O açafrão é constituído pelo estilo e pelos estigmas do crocus sativus que cresce em Espanha. Ainda hoje o açafrão é utilizado como corante.

O carmim, um corante natural, foi utilizado pela primeira vez por dois botânicos, Goppert e Cohn, em 1849, mas sem grande sucesso, devido à falta de seletividade da coloração. Em 1854, Hartig utilizou também o carmim para a coloração, juntamente com soluções de tornesol, tinta preta, sulfato de cobre e outras substâncias. É considerado por algumas pessoas como o descobridor da coloração histológica. Gerlach é considerado o criador da coloração das secções histológicas. Em 1858, Gerlach descobriu acidentalmente um método de coloração com carmim. Por descuido, deixou uma secção de cerebelo endurecer em dicromato de potássio numa solução muito diluída de carmim amónico, durante a noite. Na manhã seguinte, observou que as fibras nervosas e as células nervosas estavam muito bem coradas e diferenciadas. O seu insucesso anterior deveu-se, sem dúvida, à utilização de soluções demasiado fortes de carmim. A descoberta de Gerlach levou rapidamente a avanços nas técnicas de coloração por outros meios, embora o número de corantes disponíveis fosse muito limitado.

Os corantes de anilina foram introduzidos em 1856 e, nessa altura, eram utilizados principalmente pela indústria de tingimento de têxteis. Os histologistas estavam constantemente a encontrar utilizações para estes corantes e, atualmente, muitos dos corantes utilizados são do grupo da anilina.

A introdução da hematoxilina é atribuída a Waldeyer em 1862, que a utilizou como extrato aquoso, mas sem grande sucesso. Dois anos mais tarde, Bohmer combinou a hematoxilina com alúmen como mordente e obteve uma coloração mais específica. Foi, no entanto, Ehrlich (1886) que superou a instabilidade da hematoxilina e do alúmen através da adição de ácido acético glacial e, ao mesmo tempo, produziu a sua fórmula para a hematoxilina tal como é utilizada atualmente.

O crédito pela introdução da diferenciação de secções coradas vai para Bottcher (1869) que utilizou álcool ao corar núcleos com soluções de nitrato de rosanilina. Em 1891, Heidenhain introduziu o seu método clássico de ferro-alúmen-hematoxilina, que ainda hoje é a técnica padrão do citologista.

DEFINIÇÕES

Manchas:

Os corantes são substâncias químicas utilizadas para obter um contraste de cor visível na imagem microscópica de um tecido preparado.[3]

Coloração:

A coloração pode ser definida, em termos gerais, como o tratamento de tecidos ou células com um reagente ou uma série de reagentes, de modo a que adquiram uma cor; normalmente, não se vêem partículas de corantes e o elemento corado é transparente.[5]

OBJECTIVOS DA COLORAÇÃO [7, 16]

Uma vez que os tecidos e as células que os constituem são geralmente transparentes e incolores, não é fácil distinguir diferentes estruturas umas das outras quando examinadas com o microscópio de luz convencional. As técnicas histológicas utilizadas com sucesso para a distinção dos componentes dos tecidos provocam geralmente duas alterações no tecido: uma alteração do contraste ou uma alteração da cor.

Assim, a coloração das secções permite estudar e ver as caraterísticas físicas e as relações dos tecidos e das suas células constituintes, de modo a que o patologista ou histologista treinado possa ser capaz de identificar tecidos e estabelecer a presença ou ausência de processos patológicos.

Existem inúmeras colorações de tecidos, mas o método de coloração de rotina mais utilizado em histopatologia é a hematoxilina-eosina. Embora a coloração de hematoxilina e eosina continue a ser a base do diagnóstico patológico. São essenciais técnicas especiais para três objectivos principais.

1. A formação do técnico e do patologista.
2. A análise de casos difíceis para o diagnóstico.
3. Para os estudos de investigação.

TINTA

Definição:

Trata-se essencialmente de compostos ou derivados de anéis de benzeno aromáticos que possuem as propriedades gémeas da cor e da capacidade de se ligarem aos tecidos.[5]

Classificação:

Os corantes podem ser classificados de várias formas.[2,16]

I) De acordo com a origem de um corante.

Natural

Sintético

II) De acordo com o grupo cromoférrico presente num corante.

Anel quinonóide

Grupo Azo

Grupo Nitro

III) De acordo com a sua afinidade com determinados componentes dos tecidos.

Ácido

Básico

Neutro

IV) De acordo com as suas principais aplicações.

Corantes solúveis em óleo

Corantes fluorescentes

V) De acordo com a utilização do corante.

Vital

Gordura

Mucina

VI) De acordo com o modo de ação do corante.

Mordente

Reativo

VII) De acordo com as propriedades físico-químicas.

Fluorescente

Metacromático

Leuco

Corantes naturais

Os corantes naturais são pouco numerosos. São eles a hematoxilina, o carmim, a orceína e o açafrão.

Hematoxilina: [2,16]

Ainda hoje é o corante mais utilizado. É derivada do cerne da árvore de logwood, Haematoxylon compechianum, originária do México e cultivada na Jamaica. A hematoxilina não é um verdadeiro corante até ser parcialmente oxidada (amadurecida), quer por exposição ao ar, quer por meios químicos com um agente oxidante como o iodato de sódio ou o óxido de mercúrio.

Carmine: [2,16]

O carmim é obtido a partir da cochonilha, os corpos secos da fêmea do inseto Dactylopius cacti que vive nas plantas suculentas da América Central. O ácido carmínico é obtido por ebulição da cochonilha em água e extração com benzeno, após purificação química, uma forma bruta, o carmim, é preparada por precipitação da cochonilha com sulfato de alumínio e potássio. O carmim é muito utilizado em espécimes zoológicos e, quando combinado com ácido pícrico (picrocarmim), é extremamente útil em neuropatologia. É um corante nuclear poderoso e é utilizado para a demonstração de

Coloração do glicogénio (carmim de Best) ou da mucina (mucicarmina de Southgate) em preparação permanente.

Orcein: [2]

A orceína é produzida a partir de líquenes e necessita de oxidação para desenvolver a sua cor azul-violeta. A orceína combinada com ácido clorídrico fraco é utilizada para colorir tecidos elásticos.

Açafrão: [2]

O açafrão é obtido a partir dos estigmas secos de uma espécie de açafrão e é amarelo-avermelhado a amarelo no seu estado ortocromático seco e amarelo em solução. Não é muito utilizado em histologia, mas foi incorporado por Masson numa coloração do tecido conjuntivo.

Nota: Com exceção da hematoxilina, todos estes corantes naturais têm equivalentes sintéticos.

Corantes sintéticos[5]

Os corantes sintéticos são um grande grupo de compostos orgânicos que foram originalmente produzidos a partir do carvão na indústria do gás de carvão; mais recentemente, os óleos de petróleo tornaram-se uma importante fonte alternativa. Os produtos primários incluem hidrocarbonetos, como o benzeno, o tolueno e o naftaleno, ou fenóis, como os fenóis e os cresóis. Um grande grupo de corantes sintéticos é derivado do benzeno, que é uma molécula ressonante com três fórmulas estruturais alternativas possíveis.

A ressonância está associada à absorção de luz e à produção de cor e, embora o benzeno seja uma substância incolor, tem uma banda de absorção na banda ultravioleta e apareceria colorido se os nossos olhos fossem sensíveis à luz ultravioleta. Para obter um composto colorido a partir do benzeno, é necessário efetuar determinadas alterações químicas e as configurações químicas que conferem cor são conhecidas como cromóforos *das manchas*. Existem três grupos principais de cromóforos (mencionados na classificação). Os compostos que contêm cromóforos são conhecidos como cromogéneos e podem colorir tecidos e têxteis; no entanto, as cores resultantes não são "rápidas" e podem ser facilmente removidas por lavagem em soluções simples. Isto pode ser compreendido pelo facto de os cromogéneos se dissolverem para formar soluções de moléculas, enquanto os corantes satisfatórios se dissolvem como iões; para converter um cromogéneo num verdadeiro corante é necessário introduzir um grupo ionizante e estes grupos ionizantes são chamados auxocromos, que aumentam a intensidade da cor. Os auxocromos são básicos ou ácidos e são as partes do corante que determinam a ação corante de toda a molécula. O auxocromo básico mais importante é o grupo amino (-NH_2) e os corantes que contêm o anel anilina. Os auxocromos ácidos incluem o grupo sulfónico (-SO_3), o grupo carboxilo (-COOH) e o grupo hidroxilo (OH). Quanto maior for o número de auxocromos básicos ou ácidos que um composto corante contiver, maior será a intensidade das suas caraterísticas corantes básicas (catiónicas) ou ácidas (aniónicas). Os corantes que têm um grupo básico e um grupo ácido são básicos porque o grupo básico predomina, mas é enfraquecido pela presença do grupo ácido. Os corantes contêm grupos químicos adicionais chamados modificadores, que têm o efeito de alterar a cor do corante. Estes podem ser metil (-CH_3) ou etil (-C H_{25}) e têm como efeito tornar a cor do corante mais profunda. Assim, a rosanilina difere da pararosanilina por ter um único grupo metilo que altera a cor para um tom ligeiramente mais azul.

Assim, um corante é constituído por um composto orgânico que é colorido por um cromóforo e é ionizado por um auxóforo, sendo a cor final alterada por um modificador.

A classificação química dos corantes utilizados em histologia é a seguinte[7]

Cromóforo	Estrutura	Corante catiónico (básico)	Corante aniónico (ácido)
Anel Qunonoide	Triarilmetano	Corantes de rosanilina Violeta cristal	Fucsina ácida Azul de anilina
	Hemateína		Hemateína
	Xanthen	Pironina	Eosina Floxina
	Tiazina	Tionina Azul de metileno	
	Oxazina	Violeta de cresilo Azul celestino	
	Azur	Vermelho neutro Safranina	Azocarmina
Grupo Azo	Monazo		Laranja G

	Diazo	Castanho Bismark	Tetrazina Vermelho Congo Biebrich Escarlate
Grupo Nitro	Nitro		Ácido pícrico Amarelo de Martius

Corantes ácidos[2]

Numa coloração ácida, são os componentes ácidos ou aniões que contêm a matéria corante e a base é normalmente incolor. Os corantes ácidos coram normalmente componentes básicos como o citoplasma, grânulos acidófilos, etc.

por exemplo.

1. Eosina: A eosina proporciona um contraste eficaz com a coloração nuclear.
2. A fucsina ácida é o sal de sódio de um derivado ácido sulfanado da rosanilina.

Corantes básicos[2]

Numa coloração básica, é a base do corante que contém a matéria corante e o ácido é normalmente incolor. Os corantes básicos coram normalmente componentes ácidos, tais como o núcleo, os grânulos de basófilos, etc.

por exemplo.

1. Fucsina básica, constituída por uma base rosanilina corada e um radical cloreto ácido incolor.
2. O azul de metileno contém uma parte básica colorida e um radical ácido incolor.

Corantes neutros [2,7,16]

Estes são constituídos por misturas de corantes básicos e ácidos. Tanto os catiões como os aniões contêm grupos cromóforos e ambos têm radículas coloridas.

Os corantes neutros são solúveis em álcool e só raramente em água, enquanto os corantes básicos e ácidos são geralmente solúveis em ambos.

por exemplo.

Os corantes de Romanowsky utilizados em hematologia são formados pela interação do azul de metileno policromado e da eosina. Estes corantes têm afinidade com os elementos acidófilos e basófilos da célula e certos componentes dos tecidos reagem também com o corante neutro composto, dando assim um efeito de coloração triplo.

Corante anfotérico[7]

A coloração anfotérica é feita a partir de um corante que é catiónico abaixo de um determinado P^H (o ponto isoelétrico) e aniónico acima dele. O ácido carmínico é anfotérico, com um ponto isoelétrico de pH 4,5.

Corantes leuco / leucobases incolores: [5,7]

Os corantes que perdem a sua cor por um processo de reação são designados por corantes leuco. Por exemplo, na redução, a dupla ligação de carbono da molécula do corante é quebrada, tornando-se incolor (corantes leuco). A oxidação subsequente restaura a molécula à sua estrutura e cor anteriores

Fucsina básica + H_2 $\xrightarrow{\text{redução}}$ corantes leuco

Leucodyes + O_2 $\xrightarrow{\text{oxidação}}$ Fucsina básica

Coloração metacromática: [5,7]

Diz-se que um corante que tem a capacidade de mudar de cor sem alterar a sua estrutura química é metacromático. Uma indicação simples desta propriedade consiste em dissolver um corante deste tipo em água a baixa concentração. Se a concentração for aumentada, ocorre uma mudança de cor. A adição de mais água inverte a mudança de cor.

Uma substância que pode alterar a cor de um corante metacromático é um cromotropo. O termo ortocromático pode ser utilizado para designar um tecido que não provoca metacromasia ou um corante que não é metacromático.

Os componentes mais importantes dos tecidos metacromáticos são a cartilagem, o tecido conjuntivo e as mucinas epiteliais, os grânulos dos mastócitos e a amiloide. Os corantes que mais frequentemente exibem propriedades metacromáticas são principalmente os do grupo das tiazinas, como a astionina, o azul de toluidina e o azul B.

Os corantes de tizina actuam através da produção de polímeros de cores diferentes em diferentes espectros de absorção, como se segue:

$^{T}yp^{e}$	Cor	Estrutura	Espectro de absorção
aalfa ortocromático	Azul	Monocromático	620-630 nm
P beta	Púrpura	Di e triméricos	590nm
Ygamma metacromático	vermelho	polimérico	550nm

Os factores que favorecem a metacromasia são :

1. Aumento da concentração do corante
2. Diminuição da temperatura
3. Solvente aquoso
4. P^{H}

Coloração fluorescente: [5, 7]

A fluoroscência é a propriedade de algumas substâncias que, quando iluminadas com luz de um determinado comprimento de onda, faz com que emitam raios de um comprimento diferente e mais longo. Hamperl (1934) descreveu substâncias fluorescentes que ocorrem naturalmente em espécimes histológicos. Haitinger (1938) utilizou corantes fluorocromáticos para induzir fluoroscência em tecidos animais e vegetais. Os métodos com corantes fluorocromáticos são utilizados para demonstrar componentes de tecidos, bactérias, fungos e metais pesados em secções e para identificar células malignas em citologia esfoliativa. Existem muitos corantes fluorocromáticos, a maioria dos quais aparece colorida à luz visível. Ex: eosina, vermelho congo e fucsina básica. Outros corantes, como a tioflavina T, têm pouca cor visível sob luz normal, mas fluorescem intensamente quando iluminados por luz ultravioleta.

Os fluorocromos não são mais específicos do que os corantes não fluoroscentes, mas têm a grande vantagem de serem altamente sensíveis. A coloração fluoroscente brilhante de alto contraste é produzida por quantidades muito pequenas de um fluorocromo ligado a um tecido.

Normalização dos corantes: [5 7]

O nome dado a cada corante e os termos utilizados para descrever as propriedades do corante são frequentemente confusos. Isto deve-se especialmente ao facto de os corantes serem utilizados industrialmente, bem como em ciências como a patologia, a biologia, a química, etc. A maior parte dos corantes biológicos foram inicialmente fabricados como corantes têxteis. Eram normalmente produzidos por várias empresas. Cada empresa tenta dar o seu próprio nome comercial. Muitos corantes têm nomes seguidos de números e letras e a letra "R" depois do nome do corante indica que é mais vermelho do que um corante relacionado e "2R" é ainda mais vermelho. O "B" indica normalmente uma cor azulada e o "G" e o "Y" indicam ambos uma cor amarelada. Por vezes, estes sufixos indicam 1. Por vezes, estes sufixos indicam: 1. a caneta do redator; 2. o teor de corantes; por exemplo, um produto normal pode ser rotulado de "A-100", enquanto um produto que contenha um teor mais elevado de corante é designado de "A-150" ou "A-extra"; 3. diferenças químicas; por exemplo, as rodaminas B e 6G são, respetivamente, um corante ácido e básico.

Alguns dos corantes têm vários sinónimos. Por exemplo, o sudan IV, um corante para lípidos, pode também ser designado por vermelho escarlate, scharlach R, vermelho de óleo IV, ponceau gordo R ou LB. Alguns dos corantes com nomes semelhantes, como a floxina G e a floxina B, não são semelhantes entre si.

Para reduzir esta confusão, foi introduzido um sistema de indexação de corantes pela Society of dyes and colourists de Bradford, Inglaterra, em 1924. Este sistema é atualmente preparado em conjunto com a Associação Americana de Químicos e Coloristas Têxteis (1971, 1975). A cada corante foi atribuído um número de código único (o número de índice de cor/número C.I.) e um nome de código.

por exemplo.

A eosina G, WG e Y são identificadas como um único corante, com o número C.I. 45380. (número com cinco dígitos).

TEORIA DA COLORAÇÃO

Para compreender a teoria da coloração, são importantes as perguntas a fazer: [3]

1. Porque é que as manchas são absorvidas pelos tecidos?
2. Porque é que os componentes manchados permanecem manchados?
3. Porque é que nem todos os componentes estão manchados?

Porque é que as manchas são absorvidas pelos tecidos?

A coloração biológica é a união entre um corante colorido e um substrato de tecido que resiste à lavagem simples. Mais frequentemente, a absorção do corante deve-se a afinidades entre o corante e o tecido ou entre o reagente e o tecido. Afinidade significa a tendência de um corante para se transferir da solução para uma secção. A magnitude da afinidade depende de todos os factores que contribuem para este processo. Factores que contribuem para as afinidades tecidulares do corante.

Interações solvente - solvente:

Uma contribuição importante para a afinidade tecidular de corantes ou reagentes, quando se utilizam reagentes orgânicos ou corantes em solução aquosa, é a ligação hidrofóbica. Este processo ocorre porque a água é um líquido altamente estruturado. Muitas das moléculas de água mantêm-se transitoriamente juntas em aglomerados por ligação de hidrogénio e estes aglomerados são estabilizados por grupos hidrofóbicos. Qualquer processo que envolva a quebra dos aglomerados estruturados em moléculas de água desorganizadas tenderá a ocorrer espontaneamente, devido a alterações termodinâmicas, levando à atração da molécula de corante e dos grupos de tecidos. Este fenómeno torna-se mais importante à medida que o carácter hidrofóbico do substrato e do reagente se torna mais acentuado, como se observa na coloração das gorduras pelos corantes Sudan. Quando estes corantes não-iónicos hidrofóbicos são aplicados a partir de soluções substancialmente aquosas, a ligação hidrofóbica será a principal contribuição para a afinidade. Mas algumas colorações Sudan

Os procedimentos de *coloração* utilizam solventes em água nos quais a água é apenas um constituinte menor. Uma vez que o corante disperso pela gordura e pelo solvente constitui um sistema mais desordenado do que aquele em que o corante está restrito a uma fase, o corante fica assim distribuído, ou seja, ocorre a coloração.

Interações reagente - reagente:

Os corantes tendem a interagir uns com os outros formando agregados. Mesmo em soluções diluídas e especialmente em soluções aquosas, onde a ligação hidrofóbica é importante, estão frequentemente presentes dímeros de corante: as atracções de Vander Waal entre as moléculas de corante são importantes, tanto em soluções aquosas como não aquosas. A agregação do corante aumenta com a sua concentração, por exemplo, quando uma elevada concentração de corante se acumula em secções de tecido. No caso dos corantes básicos, isto ocorre em substratos com elevada densidade de carga negativa, como os polissacáridos sulfatados dos grânulos dos mastócitos e da matriz da cartilagem. Estes são os locais clássicos para a coloração metacromática e este efeito deve-se ao facto de os agregados de corantes terem propriedades espectrais diferentes das dos corantes monoméricos.

Impregnação com prata, histoquímica enzimática do tipo Gomori e a coloração nuclear púrpura na coloração de Ramanowsky - Giemsa.

Interações entre reagentes e tecidos:

As forças de Van der Waal:

Estas forças intermoleculares são atracções polares. São fracas e eficazes a uma distância muito curta.

São mais importantes quando é possível um contacto estreito entre reagente e substrato e quando os reagentes e/ou substratos são fáceis de polarizar. As forças de Van der Waal tornam-se mais fortes à medida que a polarizabilidade da molécula aumenta. Como actuam em distâncias tão curtas, a presença de moléculas de água pode impedir o contacto próximo necessário para que as forças de Van der Waal sejam eficazes.

A atração dá-se entre dipolos que são moléculas que possuem cargas positivas e negativas separadas, comportando-se de forma semelhante aos ímanes. Existe, portanto, uma atração entre cargas positivas e negativas, e o dipolo forte pode induzir um dipolo numa molécula vizinha, desde que esta seja polarizável. As moléculas não simétricas, se forem polarizáveis, possuirão dipolos mais fortes do que as simétricas.

Embora o grau de atração de Vander Waal seja de esperar na maioria das interações tecidulares dos corantes, em certas condições estas forças podem ser dominantes. Os corantes de estrutura molecular grande e assimétrica em solução não aquosa atrairão grupos de tecidos pouco hidratados e fortemente polarizáveis. Por exemplo, coloração das fibras elásticas pela orceína.
A orceína é um corante de grande peso molecular, com um dipolo mais forte, utilizado em solução alcoólica. Fibras elásticas compostas maioritariamente pela proteína elastina, invulgarmente hidrofóbica.

Atracções Coulombianas:

As interações entre reagentes e tecidos mais amplamente reconhecidas são as atracções coulombianas, também designadas por "ligações salinas ou ligações electrostáticas". Estas resultam de atracções electrostáticas de iões diferentes, por exemplo, os catiões coloridos de corantes básicos e estruturas de tecidos ricas em aniões, como o ADN e o ARN fosfatados e as mucosubstâncias carboxiladas e sulfatadas.

A quantidade de iões de corante capaz de penetrar num determinado substrato tecidular dependerá não só dos sinais das cargas dos corantes e dos tecidos, mas também da sua magnitude, da quantidade de eletrólito não corante presente no banho de corante e da capacidade do substrato tecidular para inchar ou encolher.
por exemplo, os aniões periodato utilizados no procedimento PAS.

Ligação de hidrogénio:

Trata-se de uma ligação localizada que se forma quando o átomo de hidrogénio se encontra entre dois átomos *electronegativos* (por exemplo, oxigénio ou azoto), embora só esteja ligado covalentemente a um deles. Este tipo de ligação ocorre naturalmente na água, sendo as ligações fracas formadas entre o hidrogénio e o oxigénio de moléculas adjacentes. Estas caraterísticas conferem à água uma estrutura molecular não homogénea, com a presença de muitos agregados de moléculas. Foi sugerido que a ligação de hidrogénio pode ser importante na coloração de tecidos.

No entanto, estas obrigações são,

a. Fraco
b. Ocorrem facilmente na água
c. Ocorrerá entre o corante e a água em que está dissolvido e
d. A água estará também em competição com os locais de ligação de hidrogénio nos tecidos, parecendo haver poucas hipóteses de que estes tenham qualquer significado na coloração aquosa.

A ligação de hidrogénio pode ter consequências quando são utilizadas soluções alcoólicas de corantes. e. g. Foi sugerido que a coloração carmim de Best depende da ligação de hidrogénio entre o ácido carmínico e os grupos hidroxilo presentes no glicogénio. Uma diminuição da intensidade da coloração com o aumento da concentração de água forneceu a principal prova desta conclusão.

Ligação covalente:

Na ligação iónica, um elemento doa um eletrão da sua camada exterior para a de outro. O elemento que perde o eletrão adquire uma carga positiva e o elemento que ganha o eletrão, uma carga negativa. Por exemplo, na água, dois átomos de hidrogénio partilham electrões com o oxigénio e o átomo de oxigénio partilha os dois electrões do hidrogénio.

Este tipo de reação é comum e permite que dois átomos apresentem 2-3 ou mais pares de electrões, dando origem a ligações covalentes múltiplas. Tem grande importância nos processos de tingimento de mordentes.

Manchas **Porque é que os componentes manchados permanecem manchados?**

O corante tem pouca ou nenhuma afinidade com fluidos de processamento e meios de montagem. O corante dissolve-se lentamente nestas substâncias. Para ilustrar estes pontos, deve ser considerada uma sequência típica de pós-coloração.

As secções coradas com corantes básicos devem ser desidratadas rapidamente através dos álcoois, pela utilização de solventes não alcoólicos ou por secagem ao ar, ao passo que esta etapa é menos crítica para os corantes ácidos. As secções coradas com corantes ácidos ou básicos são geralmente montadas em meios não aquosos. Em alternativa, os corantes podem ser imobilizados, por exemplo, através da formação de compostos de coordenação metálica ou de complexos insolúveis. No entanto, os corantes não iónicos devem ser montados em meios aquosos. **Porque é que nem todos os componentes estão corados?**

Os factores que controlam a seletividade são os seguintes

1) Números e afinidades dos sítios de ligação
2) Taxa de absorção do reagente
3) Taxa de reação
4) Taxa de perda de reagente

Números e afinidades dos sítios de ligação:

As afinidades reagente-tecido e o número de sítios de ligação podem variar. Por exemplo, um corante Sudan não iónico tem uma elevada afinidade para uma gotícula de gordura, mas uma afinidade muito baixa para as proteínas hidratadas circundantes. De forma análoga, nos sistemas de coloração em que se formam ligações covalentes, os reagentes dão geralmente produtos de reação coloridos apenas com uma gama limitada de grupos químicos de tecidos. Por exemplo, as sequências de reagentes de hidrólise ácida-Schiff da técnica nuclear de Feulgen dão derivados vermelhos apenas com ADN.

Corantes Considerar pares comuns de corantes ácidos e corantes básicos, como H&E, azur-eosina, etc. Os corantes ácidos com carga negativa têm elevada afinidade para estruturas de tecido com cargas catiónicas, mas baixa afinidade para estruturas com cargas baixas. O oposto acontece com os corantes básicos, dando origem a padrões familiares de coloração em dois tons, em que o citoplasma se contrai com os núcleos.

Taxa de absorção do reagente:

Os métodos de tingimento progressivo podem ser de taxa controlada. Por exemplo, a coloração da mucina com azul de alcian. A seletividade requer períodos curtos de morte, durante os quais apenas a mucina de coloração rápida adquire cor (Goldstein 1962). Se a coloração for prolongada, outros materiais basófilos, como os núcleos e o citoplasma rico em ARN, também se coram.

Taxa de reação:

A coloração selectiva obtida com reagentes reactivos pode depender de taxas de reação diferenciadas. Por exemplo, as oxidações periódicas de ácidos, como as utilizadas no procedimento periódico de ácido-Schiff, podem oxidar uma grande variedade de estruturas químicas presentes nos tecidos.

Taxa de perda de reagentes:

A perda selectiva de corante dos tecidos é conhecida como diferenciação ou coloração regressiva. Neste método, o excesso de corante é removido de grupos de tecidos não desejados, quer por simples solução, quer por inversão de alguns dos factores envolvidos na afinidade do corante com o tecido. Por exemplo, a coloração da estriação muscular com ferro-hematoxilina e das bainhas de mielina com luxol fast blue. Nestes procedimentos, todas as estruturas são primeiro coradas de forma não selectiva. Subsequentemente, os tecidos são extraídos num solvente, perdendo-se primeiro o corante das estruturas fáceis de corar/descolorir, como os fogos de colagénio. As entidades de descoloração/coloração lenta, como as bandas A e Z do músculo e as bainhas de mielina, retêm a coloração durante mais tempo.

MÉTODOS DE COLORAÇÃO

Os métodos de coloração podem ser agrupados da seguinte forma[2]

1) Coloração vital
2) Coloração de rotina
3) Coloração especial

Coloração vital:

Os corantes aplicados aos tecidos vivos são conhecidos como corantes vitais. As células vivas podem ser coradas por ,[25], [7]

I) Coloração supra vital (in vitro):

Isto é conseguido através da mistura dos corantes com células vivas fora do corpo.

II) Coloração intra-vital (in vivo):

Isto é conseguido através da injeção da solução de coloração em alguma parte do corpo.

Estes métodos não são aplicáveis a tecidos seccionados fixos, mas podem ser utilizados como um controlo valioso para comparação com secções coradas. Paul Ehrlich foi o primeiro a utilizar o azul de metileno e, mais tarde, introduziu o vermelho neutro (Ehrlich 1887, 1894).

A coloração vital demonstra estruturas citoplasmáticas

1) Por fagocitose de partículas de corante para o citoplasma. Por exemplo, a demonstração de células do sistema reticuloendotelial (RE) com azul de tripano/tinta da China.
2) Pela coloração de componentes celulares pré-existentes. Por exemplo, demonstração de mitocôndrias em células vivas com verde Janus.

A membrana nuclear das células vivas é impermeável aos corantes, pelo que não é possível corar o núcleo vivo.

Coloração de rotina: [2]

Uma coloração de rotina é aquela que cora os vários tecidos com pouca diferenciação, exceto entre o núcleo e o citoplasma. São demonstradas as relações gerais entre células, tecidos e órgãos.

Por exemplo: Coloração de hematoxilina e eosina.

Coloração especial: [2]

Os métodos especiais ou selectivos são de âmbito mais limitado, pois coram as caraterísticas especiais dos tecidos, tais como bactérias, fungos e produtos celulares específicos.

Por exemplo: Coloração de Feulgen para ADN.

As técnicas de coloração podem ser subdivididas da seguinte forma.[5]

1. **Coloração vital**
2. **Colorações histológicas:** Estes corantes conferem uma cor aos elementos dos tecidos através de métodos que podem, muitas vezes, ser bastante selectivos. O mecanismo de coloração nem sempre é compreendido. A coloração histológica é, de longe, o método de demonstração mais comum utilizado em histopatologia.
3. **Manchas de gordura:** Nestas manchas, o agente corante é geralmente mais solúvel no elemento a demonstrar do que no veículo em que é aplicado solubilidade electiva.
4. **Impregnação:** A impregnação não é verdadeiramente uma coloração, mas é, de facto, a deposição de sais de metais pesados sobre certos elementos e processos selecionados de células e tecidos.

As técnicas de coloração utilizadas em bacteriologia são as seguintes[1]

1. **Colorações simples:** Para a coloração simples são utilizados corantes como o azul de metileno ou a fucsina básica. Estes corantes proporcionam um contraste de cor, mas conferem a mesma cor a todas as bactérias.
2. **Coloração negativa:** Neste caso, as bactérias são tratadas com corantes como a tinta da China ou a nigrosina, que fornecem um fundo uniformemente colorido contra o qual as bactérias não coradas se destacam em contraste. Isto é particularmente útil na demonstração de cápsulas bacterianas, que não aceitam colorações simples. As espiroquetas muito finas podem ser visualizadas por coloração negativa.
3. **Colorações diferenciais:** Estas colorações conferem cores diferentes a diferentes bactérias ou

estruturas bacterianas. As duas colorações diferenciais mais utilizadas são a coloração de Gram e a coloração ácido-rápida.

4. **Métodos de impregnação:** As células e estruturas demasiado finas para serem observadas ao microscópio normal podem tornar-se visíveis se forem espessadas por impregnação de prata na superfície. Estes métodos são utilizados para a demonstração de espiroquetas e flagelos bacterianos.

REACÇÕES DE COLORAÇÃO

As reacções de coloração em estudos histológicos podem ser realizadas por[2]

1) **Absorção ou coloração direta:** O tecido é colocado em soluções aquosas ou alcoólicas simples do corante. O tecido é penetrado pela solução corante. O tecido torna-se corado, mas permanece inalterado.
2) **Coloração indireta:** Esta reação de coloração requer uma substância intermédia adicional conhecida como mordente, normalmente um metal pesado, antes de ocorrer uma combinação satisfatória com o tecido.

Mordente: [5,7]

Mordente vem da palavra latina "mordere", que significa "morder". O termo também tem sido aplicado ao método pelo qual a folha de ouro é fixada ao material subjacente. Na coloração biológica, o termo refere-se a uma substância que actua como intermediário entre o corante e o tecido.

O termo mordente aplica-se estritamente aos sais e hidróxidos de metais divalentes e trivalentes e não deve ser utilizado para indicar qualquer substância que melhore a coloração de outra forma (acentuadores e aceleradores).

Assim, o mordente pode ser definido como um ião metálico polivalente que forma complexos de coordenação com determinados corantes.

O complexo do mordente e do corante é designado por "lago". O corante mordente combina-se com o tecido para formar o complexo tecido-mordente-corante. Este é insolúvel em solventes normalmente aquosos ou alcoólicos, o que permite efetuar facilmente a contracoloração e a desidratação subsequentes.

Nos métodos de coloração histológica, o corante mordente é aplicado de três formas.[7]

i. Mordente e corante misturados.

Por exemplo, hematoxilina com alúmen de potássio na hematoxilina de Ehrlich.

ii. O mordente é utilizado em primeiro lugar, seguido do corante.

Por exemplo, o banho preliminar de ferro-alumínio antes da hematoxilina de Heidenhain.

iii. O corante é aplicado primeiro, seguido do mordente.

Por exemplo, Lillie utilizou o corante obscuro fenocianina TC seguido de um mordente ferroso desta forma.

Acentuadores: [7]

Os acentuadores são diferentes dos mordentes, embora aumentem o poder de coloração dos corantes com os quais são utilizados. Não formam lagos com os corantes e não são essenciais para a união química do corante com o tecido. Os acentuadores são frequentemente ácidos ou álcalis que são adicionados aos corantes aniónicos (ácidos) e aos corantes catiónicos (básicos), respetivamente. Por exemplo, o hidróxido de potássio no azul de metileno de Loeffler, o fenol na carboltionina e na carbol fucsina. Isto aumenta a intensidade e a seletividade da coloração.

Aceleradores: [7]

Os aceleradores são utilizados nas técnicas de impregnação metálica do sistema nervoso.

por exemplo, hidrato de cloral e Veronal nos métodos de Cajal.

3) **Coloração física:**[2] Trata-se da simples solubilidade do corante nos elementos da célula. Por exemplo, os corantes para as colorações de gordura são mais solúveis na gordura do que nos solventes utilizados para a sua preparação.

4) **Coloração química**: [7] Nesta reação de coloração, uma solução pálida ou incolor reage com os componentes do tecido para produzir uma substância colorida. Os produtos finais resultantes destas reacções são:

Corantes a. Corantes verdadeiros: O reagente de Schiff utilizado na reação PAS e o reagente de Feulgen

reação. A solução cor de palha / incolor é convertida num corante púrpura pela presença de aldeídos nos tecidos.

b. Produtos químicos coloridos que não sejam corantes:

Reação de Pearl para o ferro. O ferrocianeto de potássio combina-se com iões férricos para formar ferrocianeto férrico de potássio (azul da Prússia). O produto azul da Prússia não é um corante e não é utilizado como tal, mas apenas como um depósito visível insolúvel e profundamente colorido.

5) **Fenómenos de adsorção:** [2] A adsorção é a acumulação na superfície do componente. A coloração é provocada ou influenciada pela afinidade dos ácidos com as bases e das bases com os ácidos (atração eléctrica), de modo que certos iões são absorvidos por algumas substâncias muito mais facilmente do que por outras.

TIPOS DE COLORAÇÃO

1. **Coloração progressiva:** [2]

Na coloração progressiva, os tecidos são corados continuamente até se obter a intensidade de coloração desejada. Nesta coloração, uma vez que o corante é absorvido pelo tecido, não é removido. A diferenciação na coloração progressiva baseia-se unicamente na afinidade selectiva dos corantes pelos diferentes elementos teciduláres.

2. **Coloração regressiva:** [2,7,16]

Na coloração regressiva, os tecidos são excessivamente corados e depois parcialmente descoloridos (o excesso de corante é removido) até se obter a intensidade desejada. Tem a vantagem de se obter um grau de diferenciação mais nítido do que com a coloração progressiva. A diferenciação é geralmente controlada visualmente através de um exame microscópico.

A coloração regressiva é atualmente muito mais utilizada do que o antigo método progressivo. Isto deve-se ao facto de ser difícil obter uma coloração progressiva suficientemente intensa de uma parte de uma célula sem alguma coloração de outras estruturas celulares. Este último dá um resultado difuso que obscurece os pormenores. Através da diferenciação, é possível remover a coloração dos locais mais levemente corados, deixando uma coloração suficientemente forte noutras estruturas para obter resultados selectivos e claramente detalhados.

Capítulo 2

PREPARAÇÃO DAS MANCHAS

A preparação de colorações é um procedimento fundamental muito importante na técnica histológica, pelo que nem sempre deve ser deixada ao membro mais jovem do pessoal. Durante a preparação de qualquer coloração ou reagente de coloração, devem ser seguidas as seguintes regras básicas.[5]

1. Todo o material de vidro deve ser cuidadosamente limpo e bem enxaguado em água destilada (de P neutro^{H}) e seco. Após a secagem, deve ser colocado um tampão de algodão limpo para evitar a contaminação.
2. Deve ser utilizado o solvente correto. Deve ser sempre utilizada água destilada, exceto em caso de especificação.
3. Os constituintes das colorações devem ser corretamente pesados e dissolvidos pela ordem indicada nas fórmulas. Por exemplo, a hematoxilina deve ser sempre dissolvida em álcool antes de se adicionarem os restantes constituintes.
4. Por exemplo, as soluções de prata e de ácido ósmico devem ser sempre conservadas em frascos escuros, de preferência num local fresco e escuro.
5. As soluções alcoólicas de corante devem ser conservadas em garrafas ou recipientes com rolha de vidro para evitar a evaporação do álcool e a consequente precipitação do corante.
6. Todos os corantes utilizados para a demonstração de bactérias devem ser filtrados imediatamente antes da sua utilização.
7. As soluções de coloração devem ser bem rotuladas.

EQUIPAMENTOS DE COLORAÇÃO

Existem três métodos de coloração de lâminas. [2]

1. Utilização de placas de coloração
2. Utilização do suporte de coloração
3. Utilização de máquinas de coloração

Pratos de coloração:

Está disponível uma variedade de pratos de coloração. Dependendo do número de secções / lâminas a serem coradas, são utilizados os seguintes tipos de pratos. Os frascos pequenos são utilizados para corar lâminas individuais. Os frascos Coplin são utilizados para a coloração de 5-10 lâminas. O suporte de coloração grande (calha) suporta 10-30 lâminas de cada vez.

Prateleiras de coloração:

Os suportes de coloração são frequentemente utilizados em laboratórios médicos. Duas varas de vidro com 50 mm de distância entre si são fixadas ao longo do lavatório. As lâminas são colocadas sobre estas hastes e as soluções são vertidas sobre as lâminas, utilizando frascos com gotas. Este método não é recomendado para procedimentos de coloração prolongados.

Máquinas de coloração:

São utilizados para corar um grande número de lâminas através de procedimentos de coloração de rotina. Têm uma maior utilização em citologia e hematologia. Para a coloração de esfregaços do que para a coloração de secções. As máquinas são concebidas com várias estações para acomodar vários procedimentos de coloração.

PROCEDIMENTO DE COLORAÇÃO

Embora os passos dos vários métodos de coloração sejam um pouco diferentes, podem ser organizados, grosso modo, pela seguinte ordem.

1. Desparafinização
2. Hidratação
3. Coloração
4. Desidratação
5. Limpeza
6. Montagem

Desparafinização:

Dado que a cera de parafina é pouco permeável às manchas, é necessário removê-la com um solvente, sendo o xileno utilizado para o efeito. Normalmente, são necessárias duas mudanças de xileno para dissolver a parafina. A remoção da cera de parafina será promovida pelo aquecimento das lâminas antes da imersão.

A remoção incompleta da cera de parafina resulta em:

1. Comprometimento da coloração
2. Birrefringência dos núcleos celulares, nomeadamente dos linfócitos e do tecido tumoral
3. Artefacto de doença cor-de-rosa

Por conseguinte, é necessário tratar as secções com xileno durante uma hora a 60°c para remover toda a cera e melhorar a coloração.

Hidratação:

O xileno não é miscível com soluções aquosas e álcoois de baixa qualidade. Por conseguinte, é necessário removê-lo com álcool absoluto. Normalmente, 2 mudanças de álcool absoluto

O álcool de *coloração* é adequado para este fim. É prática corrente seguir ao álcool absoluto um tratamento com graus decrescentes de álcool, devido à possibilidade de as correntes de difusão causarem danos e, eventualmente, o descolamento da secção.

É desejável passar a secção de álcool de baixo grau para água, se o solvente do corante a utilizar for "água".

Coloração:

Isto pode envolver o tratamento com uma única solução de corante ou a utilização de dois ou mais corantes separados, com lavagem e diferenciação entre eles. O método pode demorar alguns minutos a várias horas, dependendo do tipo de corante utilizado, e pode incluir uma fase de mordente após a desparafinagem, mas antes de prosseguir com o corante.

Desidratação:

Na maioria dos casos, as secções de parafina são montadas em meios miscíveis com xileno. Por conseguinte, é necessário que as secções sejam desidratadas em álcool antes de passarem para xileno. Além disso, o xileno não clarifica a secção, tornando-a transparente, a não ser que esteja completamente desidratada e que sejam removidas as áreas opacas da secção ou as gotículas de água à volta da secção. Algumas manchas são solúveis em álcool, pelo que a desidratação não é possível sem uma extração excessiva da mancha. Para evitar esta situação, pode utilizar-se papel mata-borrão nas secções para retirar a maior parte da água, após o que a lâmina pode ser passada diretamente para álcool absoluto.

Desobstrução:

É desejável passar para uma mistura de partes iguais de álcool absoluto e xileno antes de passar para o xileno puro. Deve reservar-se um recipiente de xileno limpo para receber as secções antes da montagem. Um minuto em xileno é normalmente suficiente para obter a transparência das secções e a remoção do álcool. Um tratamento prolongado parece ser necessário quando é provável que a secção não esteja *desidratada* e deve ser devolvida ao álcool absoluto. É de notar que a eosina e alguns outros corantes são ligeiramente solúveis em xileno, embora tal só seja visível após imersão durante algumas horas.

Montagem:

Limpa-se o pó de um número suficiente de lamelas para as secções a montar com um pano macio e sem pêlos. Colocar uma lamela sobre papel absorvente limpo, retirar a secção corada do xileno e limpar o excesso de xileno da parte de trás da lâmina e à volta da secção. Esta etapa deve ser concluída rapidamente para evitar a secagem da secção. Colocar uma ou duas gotas de fixador, dependendo do tamanho das lamelas utilizadas, na secção/lamela, minimizando as bolhas de ar. Colocar a lamela e a lâmina em contacto.

HEMATOXILINA E EOSINA

Introdução:

A coloração de hematoxilina e eosina é provavelmente a coloração histológica mais utilizada. A sua popularidade baseia-se na sua simplicidade comparativa e na capacidade de demonstrar claramente um enorme número de estruturas tecidulares diferentes. O componente hematoxilina cora os núcleos celulares de azul/preto, com um bom pormenor intra-nuclear, enquanto a eosina cora o citoplasma celular e a maioria das fibras do tecido conjuntivo em tons e intensidades variáveis de rosa, laranja e vermelho. No entanto, a hematoxilina tem muitas mais utilizações do que a combinação hematoxilina e eosina.

A hematoxilina pode ser utilizada para a demonstração de: [5]

- Substâncias intracelulares
  - Cromossomas
  - Querato-hialina
- Substâncias extracelulares - elastina
- Substâncias moídas - linhas de cimento no osso
- Minerais - cálcio, cobre, etc.
- Sistema nervoso central - mielina, fibras de neuroglia.

Hematoxilina:

A palavra hematoxilina deriva das palavras gregas *Haimato* - Sangue e *xylon* - Madeira, referindo-se à sua cor vermelha escura no estado natural e ao seu método de fabrico a partir da madeira.

A hematoxilina é extraída do cerne da árvore Haematoxylin *camechianum*, originária do estado mexicano de Campeche, mas que atualmente é sobretudo

Manchas cultivadas nas Índias Ocidentais. A hematoxilina é extraída da madeira de tronco com água quente e depois precipitada da solução aquosa com ureia. É vendida comercialmente como uma mistura bruta de hematoxilina e outra substância não identificada. Apresenta-se como um pó acastanhado, pouco solúvel em água e um pouco mais solúvel em álcool etílico.

A hematoxilina em si não é um corante. Quando oxidada, produz hematina que, por si só, é um corante fraco mas que, na presença de um mordente metálico, forma a coloração mais poderosa. Este processo de oxidação é frequentemente designado por maturação ou amadurecimento. Este processo pode

ser efectuada de duas formas.[5]

1. Oxidação natural:

Pode ser efectuada por exposição à luz e ao ar. Trata-se de um processo lento que, por vezes, demora 3 a 4 meses. As soluções resultantes parecem manter a sua capacidade de coloração durante muito tempo.[2]

A vantagem da oxidação natural é que, quando a oxidação atinge um nível aceitável, a solução de coloração pode ser utilizada e, embora o stock continue a oxidar, é pouco provável que avance muito. A desvantagem reside no planeamento e organização necessários para assegurar que a solução utilizável está sempre disponível.[5] Por exemplo: Hematoxilina de Ehrlich e de Delafield.

2. Oxidação química:

Esta transformação é conseguida através da adição de agentes oxidantes, como o óxido de mercúrio, o iodato de sódio e o permanganato de potássio. A utilização de agentes oxidantes químicos converte a hematoxilina em hematina quase instantaneamente, pelo que estas soluções de hematoxilina estão prontas a utilizar após a sua preparação.

Em geral, têm uma vida útil mais curta do que as hematoxilinas naturalmente oxidadas, provavelmente porque o processo de oxidação contínua no ar e nas *manchas de* luz acaba por destruir grande parte da hemateína, convertendo-a num composto incolor.

No entanto, a possibilidade de sobre - oxidação foi claramente estabelecida por Marshall e Horobin (1972), que concordam com Lillie (1965) que a produção de oxihemateína inibe o sucesso da coloração. Para evitar esta situação, o glicerol foi incorporado em muitas fórmulas. O glicerol actua como estabilizador, evitando a sobreoxidação e reduzindo a evaporação. [3]

A hematina é aniónica e tem pouca afinidade com os tecidos. É uma coloração inadequada sem a presença de um mordente. Os mordentes mais úteis para a hematoxilina são os sais de alumínio, ferro e tungsténio. As soluções de hematoxilina que utilizam chumbo como mordente são ocasionalmente utilizadas para a demonstração de células argirófilas.

A solução de hematoxilina pode ser classificada arbitrariamente de acordo com o mordente utilizado. [3]

1. Hematoxilinas de alúmen
   i. Ehrlich's
   ii. Mayer's
   iii. Harris
   iv. Cole's
   v. Delafield
   vi. Carazzi's
2. Hematoxilinas de ferro
   i. Weigert
   ii. Heidenhain's
   iii. Loyez
   iv. Verhoeff
3. Tungesten
4. Molibdénio
5. Chumbo
6. Hematoxilina sem mordente

Hematoxilinas de alúmen:

Este grupo inclui a maioria dos corantes utilizados por rotina na coloração de hematoxilina e eosina e produz uma boa coloração nuclear. O mordente é o alumínio, geralmente sob a forma de "potash alum" - sulfato de alumínio e amónio. Todos coram os núcleos de vermelho, que é convertido num azul-preto familiar quando a secção é lavada com um alcalino fraco. A hematoxilina de alúmen pode ser utilizada de forma regressiva ou progressiva. Os tempos para a coloração com hematoxilina e para uma diferenciação satisfatória variam consoante:

1. O tipo e a idade da hematoxilina de alúmen utilizada.
2. O tipo de tecido.
3. A preferência pessoal do patologista.

Para a coloração de rotina de tecidos com hematoxilina e eosina, as hematoxilinas mais frequentemente utilizadas são as de Ehrlich, Mayer, Harris, Cole e Delafield. A hematoxilina de Carazzi é utilizada ocasionalmente, em especial para secções congeladas urgentes.

Hematoxilina de Ehrlich: (1886)

Trata-se de uma hematoxilina de alúmen amadurecida naturalmente, mais frequentemente utilizada em histologia normal e mórbida.

Preparação da solução:

Hematoxilina-2 g

Álcool absoluto - 100 ml

Glicerol-100ml

Água destilada - 100 ml

Ácido acético glacial - 10 ml

Alúmen de potássio - 10 - 14 g
(em excesso)

Dissolver a hematoxilina no álcool antes de adicionar os outros ingredientes. Diz-se que a incorporação de glicerol proporciona uma coloração mais uniforme e precisa. Actua certamente como estabilizador contra a sobreoxidação e retarda a evaporação. Por fim, adicionar o alúmen de potássio até se obter um depósito de cristais de alúmen no fundo do recipiente de reserva. A coloração pode ser amadurecida naturalmente, deixando-a repousar num frasco grande, ligeiramente tapado com algodão. O frasco deve ser mantido num local quente e exposto à luz solar, como o parapeito de uma janela. O frasco deve ser agitado frequentemente e a maturação demora cerca de 2 meses. Quando se obtém uma boa coloração na lâmina de teste, a solução é engarrafada. Filtrar antes de utilizar.

A hematoxilina pode ser parcialmente oxidada e a coloração utilizada imediatamente através da adição de 0,3 g de iodato de sódio.

A hematoxilina de Ehrlich é uma solução de hematoxilina forte, que cora os núcleos intensamente e as secções coradas desvanecem-se muito mais lentamente do que as coradas com outra hematoxilina de alúmen. É particularmente útil para corar secções que tenham sido expostas a ácidos, pelo que é adequada para tecidos que tenham sido submetidos a descalcificação ácida ou a uma fixação prolongada em formalina que se tornou gradualmente ácida ou em fixadores ácidos, como o fixador de Baein. Também cora a mucina das glândulas salivares, algumas substâncias muco-polissacáridas, como a cartilagem, e as "linhas de cimento" do osso, etc. A hematoxilina de Ehrlich não é ideal para secções congeladas.

Hematoxilina de Delafield: (1885)

Trata-se de uma hematoxilina de alúmen amadurecida naturalmente, que tem uma longevidade semelhante à da hematoxilina de Ehrlich.

Preparação da solução:

Solução A:

Hematoxilina - 4 g

Álcool absoluto - 25 ml

Solução B:

Alumínio alum-60 g

Água destilada - 400 ml

Solução C:

Glicerol-100 ml

Álcool absoluto - 100 ml

A hematoxilina é dissolvida em 25 ml de álcool e adicionada à solução B (solução de alúmen). Esta mistura é deixada ao abrigo da luz e do ar durante 5 dias, sendo depois filtrada. Esta mistura (solução "A" + solução "B") é adicionada à solução "C". Deixa-se a mancha repousar exposta à luz e ao ar durante cerca de 3 a 4 meses ou até que a mancha apresente uma cor suficientemente escura, filtrando-se em seguida e corando.

Hematoxilina de Mayer: (1903)

Trata-se da hematoxilina mais utilizada (a seguir à de Ehrlich), que é quimicamente amadurecida com iodato de sódio. A sua ação é mais vigorosa do que a da hematoxilina de Ehrlich e a coloração do material muco-polissacárido é reduzida ou nula. É utilizada como contracorante nuclear na demonstração do glicogénio (PAS, mucicarmina) em várias técnicas histológicas enzimáticas. A coloração é aplicada durante um curto período (coloração progressiva, normalmente 5-10 min.) até os núcleos ficarem corados, sendo depois azulados sem qualquer diferenciação. A diferenciação pode destruir ou descolorir os componentes citoplasmáticos corados. Pode ser utilizada como coloração regressiva como qualquer hematoxilina de alúmen.

Preparação da solução:

Hematoxilina	- 1 g
Água destilada	- 1000 ml
Alúmen de potássio ou de alumínio	- 50 g
Iodato de sódio	- 0.2 g
Ácido cítrico	- 1 g
Hidrato de cloral	- 50 g

A hematoxilina, o potássio alúmen, o iodato de sódio é dissolvido em água destilada, aquecendo e agitando, ou deixando repousar à temperatura ambiente durante a noite. Adiciona-se o hidrato de cloral e o ácido cítrico e a mistura é fervida durante 5 minutos, arrefecida e filtrada. O hidrato de cloral actua como conservante e o ácido cítrico torna mais nítida a coloração nuclear.

Hematoxilina de Harris: (1900)

Trata-se de uma hematoxilina de alúmen que é tradicionalmente amadurecida quimicamente com óxido de mercúrio (uma vez que o óxido de mercúrio é altamente tóxico e pode ter efeitos prejudiciais a longo prazo em algumas máquinas de coloração automatizadas, pode ser utilizado iodato de sódio ou de potássio como substitutos da oxidação). Trata-se de uma coloração nuclear potente e selectiva, que permite uma coloração nuclear clara. Por esta razão, é amplamente utilizado como corante nuclear em citologia esfoliativa. Na prática histológica de rotina é utilizado regressivamente, mas em citologia esfoliativa pode ser utilizado como uma coloração progressiva.

Preparação da solução:

Hematoxilina -	1 g
Álcool absoluto -	10 ml
Manchas Alúmen de amónio ou de potássio -	20 g
Água destilada -	200 ml
Óxido de mercúrio -	0,5 g

Dissolver a hematoxilina em álcool e adicionar-lhe alúmen, previamente dissolvido em água quente. A mistura é rapidamente levada à ebulição e o óxido de mercúrio é então lenta e cuidadosamente adicionado, quando a solução se torna púrpura escura. A coloração é arrefecida rapidamente sob água da torneira. Filtrar antes de utilizar.

Mallory (1938) recomendou a adição de 8 ml de ácido acético glacial ao preparado anterior, depois de arrefecido, para tornar mais nítida a coloração nuclear.

Hematoxilina de Cole: (1943)

Trata-se de uma hematoxilina de alúmen, amadurecida artificialmente com uma solução alcoólica de iodo. Tem boas qualidades de conservação e é adequada para utilização em sequência com o azul de celestina, ao contrário da hematoxilina de Ehrlich.

Preparação da solução:

Hematoxilina-1 ,5 g

Iodo a 1% em etanol absoluto - 50 ml

Alúmen de potássio aquoso saturado -700 ml

Água destilada - 250 ml

Dissolver a hematoxilina em água destilada morna e misturar com a solução de iodo. Acrescenta-se a solução de alúmen e leva-se a mistura a ferver, arrefecendo-a rapidamente e filtrando-a. A solução está pronta para utilização imediata, mas pode ser necessário filtrar ocasionalmente após armazenamento, uma vez que a qualidade da coloração nuclear começa a deteriorar-se após alguns meses, o que é marcado pela formação de um precipitado na coloração armazenada.

Hematoxilina de Carazzi: (1911)

Corantes Trata-se de uma hematoxilina de alúmen que é amadurecida quimicamente com iodato de potássio.

Preparação da solução:

Hematoxilina-5 gm

Glicerol-100 ml

Alúmen de potássio -25 gm

Água destilada - 400 ml

Iodato de potássio-0 ,1 g

A hematoxilina é dissolvida no glicerol e o alúmen é dissolvido na maior parte da água durante a noite. A solução de alúmen é adicionada lentamente à solução de hematoxilina, misturando muito bem após cada adição. Dissolve-se o iodato de potássio na restante água, aquecendo suavemente, e adiciona-se à mistura hematoxilina-alúmen-glicerol. A solução de coloração final é bem misturada e está pronta para utilização imediata, permanecendo utilizável durante cerca de seis meses.

Tal como a hematoxilina de Mayer, a hematoxilina de Carazzi pode ser utilizada como uma contracoloração nuclear progressiva, utilizando um tempo de coloração curto seguido de azulação em água da torneira. É particularmente adequada, uma vez que a sua coloração nuclear pálida e precisa não cora nenhum dos componentes citoplasmáticos. É particularmente utilizada para a secção congelada de uma biopsia cirúrgica urgente, uma vez que requer um tempo de coloração curto.

Hematoxilina de Gill: (1974)

Preparação da solução:-

Água destilada-730ml

Etilenoglicol-250ml

Hematoxilina-2 g

Iodato de sódio-0 , 2g

Manchas Sulfato de alumínio-17 ,6 g

Ácido acético glacial - 20 ml

Os reagentes são adicionados pela ordem indicada e a mistura é agitada durante 1 hora à temperatura ambiente. Filtrar. A solução está pronta para utilização imediata. O etilenoglicol é um solvente particularmente bom para a hematoxilina. Podem ser utilizadas concentrações duplas ou triplas, consoante a preferência. Estas são geralmente designadas por Gill's 1 (normal), Gill's 2 (dupla) e Gill's 3 (tripla).

A vantagem destas soluções é que têm uma ação rápida, são estáveis durante pelo menos 12 meses, produzem pouco ou nenhum precipitado superficial e a sua preparação não implica a ebulição da solução.

Tempos de coloração com hematoxilinas de alúmen:

O valor varia em função dos seguintes factores:

1. Tipo de hematoxilina utilizada:- por exemplo, hematoxilina de Ehrlich 20-45 min, hematoxilina de Mayer 10-20 min.

2. Idade da mancha: à medida que a mancha envelhece, o tempo de coloração terá de ser aumentado.
3. Intensidade de utilização do corante: Uma hematoxilina muito utilizada perderá rapidamente o seu poder de coloração e serão necessários tempos de coloração mais longos.
4. Se a coloração é utilizada de forma progressiva ou regressiva: por exemplo, hematoxilina de Mayer utilizada progressivamente 5-10 min, utilizada regressivamente 10-20 min.
5. Pré-tratamento dos tecidos ou secções: por exemplo, tempo de permanência em fixador ou em solução ácida descalcificante ou se se trata de secções de parafina ou congeladas.
6. Pós-tratamento das secções: por exemplo, manchas ácidas subsequentes, como Van Gieson.
7. Preferência pessoal.

Desvantagens das hematoxilinas de alúmen:

A sensibilidade a quaisquer soluções de coloração ácida aplicadas posteriormente é a A principal desvantagem das colorações nucleares de hematoxilina com alúmen. Os exemplos mais comuns são a coloração de Van Gieson e outras colorações tricrómicas. A aplicação da mistura de ácido pícrico e fucsina ácida na coloração de Van Gieson remove a maior parte da hematoxilina, de modo que os núcleos são dificilmente discerníveis.

Neste caso, é possível obter uma coloração nuclear satisfatória utilizando uma hematoxilina com mordente de ferro, como a hematoxilina de Weigert, que é resistente ao efeito do ácido pícrico. Uma alternativa adequada, e atualmente mais popular, é a combinação da solução de coloração azul de celestina com uma hematoxilina de alúmen. O azul de celestina é resistente aos efeitos do ácido e do sal férrico. A solução preparada de azul de celestina reforça a ligação entre o núcleo e a hematoxilina de alúmen, proporcionando uma coloração nuclear forte e razoavelmente resistente ao ácido.

Azul de celestina - hematoxilina de alúmen:

Preparação da solução:

Solução de azul de celestina

Azul celestino	B-2	,5 g
Sulfato férrico de amónio -	25	g
	Glicerol-70	ml
Água	destilada-500	ml

Dissolve-se o sulfato férrico de amónio em água destilada fria, agitando.

Adiciona-se o azul de celestina B a esta solução e a mistura é fervida durante alguns minutos. Após arrefecimento, a coloração é filtrada e adiciona-se glicerina. A coloração final deve poder ser utilizada durante mais de 5 meses. Filtrar antes de utilizar.

O azul de celestina B, que é um corante de oxazina, tem poucas propriedades corantes úteis por si só. No entanto, forma um forte mordente adicional com certos

Colora as hematoxilinas, o que o torna especialmente útil quando se pretende utilizar contracolorações ácidas. O azul de celestina B é utilizado como preparação para a coloração com hematoxilina de alúmen.

Hematoxilinas de ferro:

Nestas soluções de hematoxilina, os sais de ferro, como o cloreto férrico ou o sulfato férrico de amónio, são utilizados como agente oxidante e como mordente. As hematoxilinas férricas são capazes de demonstrar uma gama muito mais vasta de estruturas tecidulares do que as hematoxilinas de alúmen, mas as técnicas são mais demoradas e incluem normalmente uma fase de diferenciação que necessita de controlo microscópico para ser exacta. As hematoxilinas de ferro mais comuns são a hematoxilina de Heidenhain, a hematoxilina de Weigert, a hematoxilina de Verhoeffs, a hematoxilina de Loyez

A oxidação excessiva da hematoxilina constitui um problema com estas colorações, pelo que é habitual preparar soluções separadas de mordente/oxidante e de hematoxilina e misturá-las imediatamente antes da utilização (por exemplo, hematoxilina de Weigert) ou utilizá-las consecutivamente (por exemplo, hematoxilinas de Heidenhain e de Loyez). Devido à forte capacidade oxidante da solução que contém sais de ferro, esta é frequentemente utilizada como fluido de diferenciação subsequente à coloração com hematoxilina, bem como como fluido mordente antes desta.

Hematoxilina de Weigert (1904):

Trata-se de uma hematoxilina férrica utilizada como corante nuclear em técnicas em que são posteriormente aplicadas soluções corantes ácidas às secções (por exemplo, a coloração de Van Gieson). Na coloração de Van Gieson, o ácido pícrico é um dos constituintes que têm uma ação descolorante acentuada nos núcleos corados com hematoxilina de alúmen. Hematoxilina de Weigert

Os corantes mordentes ao sal de ferro (cloreto férrico) têm avidez suficiente para resistir a este tratamento.

Preparação:

As soluções de ferro e de hematoxilina são preparadas separadamente e misturadas imediatamente antes da utilização.

Solução A (mancha)	**Solução B (mordente)**
Hematoxilina - 1 g	Cloreto férrico aquoso a 30%
Álcool absoluto - 100 ml	(anidra)- 4 ml
	Conc. HCl - 1 ml
	Água de Dist. - 95 ml

A cor da mistura deve ser um preto violeta. Se for lamacenta - castanha, deve ser rejeitada.

Hematoxilina de Heidenhain (1896):

Esta hematoxilina férrica utiliza sulfato férrico de amónio como oxidante/mordente, e a mesma solução é também utilizada como fluido de diferenciação. A solução de ferro é utilizada em primeiro lugar e a secção é tratada com solução de hematoxilina até ficar demasiado corada, sendo depois diferenciada com solução de ferro sob controlo microscópico.

A hematoxilina de Heidenhain é uma coloração citológica. É aplicável após vários fixadores e cora muitas estruturas. É utilizada de forma regressiva e requer uma diferenciação cuidadosa, pelo que só é completamente bem sucedida em secções finas. Pode ser utilizada para demonstrar cromatina, cromossomas, núcleos, centrossomas, mitocôndrias, estrias musculares e mielina.

Preparação:

Solução de hematoxilina (coloração)

Hematoxilina-0 ,5g

Álcool absoluto-10ml

Água destilada-90ml

Solução de ferro (mordente e diferenciador)

Sulfato férrico de amónio-5g

Água destilada - 100 ml

Dissolver a hematoxilina em álcool e adicionar água. Deixar amadurecer durante algumas semanas e conservar num frasco bem fechado.

Utilizar apenas os cristais límpidos e violetas de alúmen, e não os que são opacos e verde-amarelados. Dissolver sem aquecimento.

Hematoxilina de Loyez (1910):

Trata-se de uma hematoxilina férrica em que o sulfato férrico de amónio é utilizado como mordente. O mordente e a solução de hematoxilina são utilizados consecutivamente e a diferenciação é efectuada pelo diferenciador de Weigert (bórax e ferricianeto de potássio). É utilizado para demonstrar a mielina e pode ser aplicado em secções de parafina, congeladas ou de nitrocelulose.

Hematoxilina de Verhoeffs (1908):

A hematoxilina de Verhoeffs é utilizada para demonstrar as fibras elásticas após todos os fixadores de rotina. As fibras grossas são intensamente coradas, mas a coloração das fibras finas pode ser menos do que satisfatória. A etapa de diferenciação é fundamental para o sucesso deste método.

Hematoxilina de tungsténio:

Esta coloração foi introduzida por Mallory em 1897 para a demonstração da neuroglia. Atualmente, é muito utilizada para outros fins (fibrina, estriação muscular). É única entre

As colorações de hematoxilina são mais numerosas do que as estruturas que podem ser demonstradas, juntamente com a coloração a duas cores (tons de azul e vermelho) da solução única.

Existem muitas variações da técnica PATH original de Mallory, embora a composição da coloração seja simples (hematoxilina, ácido fosfotúngstico e água destilada). Mallory defendeu inicialmente uma relação de 1:10 entre a hematoxilina e o mordente. Mais tarde, deveria ser utilizada uma relação de 1:20 com mordente puro, uma vez que o mordente anterior era impuro. Mais tarde, Turner et al. propuseram que esta proporção é demasiado elevada e não proporciona a coloração mais satisfatória. A maturação natural da hematoxilina de ácido fosfotúngstico é lenta e foram utilizados vários agentes oxidantes químicos para acelerar a conversão da hematoxilina em hemateína. Como alternativa à oxidação química, a hemateína pode ser utilizada inicialmente, em vez da hematoxilina, e proporciona uma coloração que pode ser utilizada 24 horas após a preparação.

Hematoxilinas de molibdénio:

As soluções de hematoxilina que utilizam o ácido molibdénico como mordente são raras, e a única técnica que ganhou alguma aceitação foi a técnica de Thomas (1941), mencionada por MacManus e Mowry (1964). Recomendaram o método para a demonstração de colagénio e reticulina grosseira, embora existam métodos mais valiosos e aceites para estas fibras do tecido conjuntivo, o método de Thomas também cora grânulos de células de argentafina e pode ter uma utilização potencial para este fim.

Hematoxilinas de chumbo:

As soluções de hematoxilina que incorporam sais de chumbo foram recentemente utilizadas na demonstração dos grânulos das células endócrinas do trato alimentar e de outras regiões.

Hematoxilina sem mordente:

As soluções de hematoxilina recentemente preparadas, utilizadas sem mordente, têm sido utilizadas para demonstrar vários minerais em secções de tecidos - Mallory descreveu um método para o chumbo, o ferro e o cobre. A base dos métodos de Mallory é a capacidade da hematoxilina não amadurecida para formar lagos negros azuis com estes metais.

Eosina:

A eosina, um corante vermelho, corretamente utilizado em material bem fixado, cora o tecido conjuntivo e o citoplasma em diferentes intensidades e tonalidades (vermelho a rosa) da cor primária, proporcionando uma coloração diferencial muito útil. Juntamente com a hematoxilina, é a coloração de rotina em histopatologia e grande parte do conhecimento atual da histologia mórbida foi adquirido a partir do estudo de secções coradas com H&E. [7]

A eosina, um dos corantes do grupo dos xantenos, é derivada da fluoresceína e está disponível nos seguintes tipos [3]

Eosina Y (eosina amarelada, eosina solúvel em água)

Etil eosina (eosina S, eosina solúvel em álcool)

Eosina B (eosina azulada, eritrosina B)

De entre estas, a eosina Y é a mais utilizada e é facilmente solúvel em água, mas menos em álcool, pelo que é por vezes vendida como "solúvel em água e álcool

A eosina hidrossolúvel é utilizada como solução a 1% com cristais de timol adicionados para inibir o crescimento de fungos. A eosina solúvel em álcool é utilizada numa solução a 0,5 % em álcool. Na utilização, as secções devem ser tratadas com álcool a 95% antes da coloração com eosina alcoólica, e o excesso de corante deve ser lavado com o mesmo solvente. Diz-se que a adição de um pouco de ácido acético (0,5 ml para 1000 ml de corante) torna a coloração mais nítida.

A eosina etílica e a eosina B são atualmente raramente utilizadas, embora alguns métodos antigos especifiquem a sua utilização, por exemplo, a coloração de Harris para os corpos de Negri.

MANCHAS ESPECIAIS

Hidratos de carbono:

As duas principais entidades a considerar na demonstração dos hidratos de carbono nos tecidos são o glicogénio e as mucinas (um termo que pode ser utilizado como sinónimo de mucopolissacarídeo, muco-substâncias e glicoconjugados).[3]

As várias técnicas utilizadas para a demonstração dos hidratos de carbono tecidulares são

Técnicas anteriores - coloração com iodo e metacromática

1906 por Best -Carmine

1946 por McManus -PAS

1950 por Steedman - azul de Alcian

1950 por Steedman - Aldeído fucsina

1965 por Spicier - Diamina com alto teor de ferro

Coloração periódica de ácido-Schiff: [5,7]

A reação de ácido periódico de Schiff (PAS) é um verdadeiro método histoquímico e é um desenvolvimento da reação de Feulgen para a demonstração do ácido desoxirribonucleico. Na reação de Feulgen, a hidrólise com ácido clorídrico liberta e estes recolorem o reagente de Schiff. Mc Manus (1946) descreveu a utilização de ácido periódico na reação PAS (em vez da hidrólise ácida da reação de Feulgen) para a coloração das mucinas. Este agente oxidante produz o aldeído necessário para a recoloração do reagente de Schiff, mas não hidrolisa os ácidos nucleicos. Foi posteriormente desenvolvido por Hotchkiss (1948) numa técnica histoquímica para polissacáridos, uma vez que actua quebrando as ligações de carbono (C-C) de várias estruturas

Mancham quando estão presentes na forma de grupos glicólicos 1: 2 adjacentes (CHOH-CHOH), transformando-os em aldeídos (CHO). Esta configuração está presente nos hidratos de carbono. Foram utilizados muitos agentes oxidantes diferentes, mas o ácido periódico é o mais satisfatório, uma vez que não continua a oxidar os aldeídos a carboxilo (COOH) depois de estes terem sido produzidos.

Glucose + ácido periódico ________ >. aldeído

(Hidratos de carbono)

Aldeído + reagente de Schiff ► -----------composto de cor magenta

Qualquer substância que satisfaça os seguintes critérios dará um resultado positivo na reação PAS (Hotchkiss, 1948)

1. A substância deve conter o grupamento 1: 2 glicol, ou o derivado amino ou alquil-amino equivalente, ou o produto de exsudação CHO - CO.
2. Não deve difundir-se no decurso da fixação.
3. Deve dar origem a um produto de oxidação, que não é difusível.
4. Deve estar presente uma concentração suficiente para dar uma cor final detetável.

Fixação:

O principal problema, na fixação dos hidratos de carbono nos tecidos, é assegurar a sua preservação total, sem difusão. O principal obstáculo reside no facto de a maioria dos hidratos de carbono ser solúvel em água, razão pela qual não se recomendam fixadores aquosos. Demonstrou-se, no entanto, que os hidratos de carbono estão ligados covalentemente às proteínas e que a fixação das proteínas, por sua vez, ligará os polissacáridos. Os fixadores habitualmente utilizados são o formol-cálcio, o carnoy's e o new comer's fixatives.

Preparação de soluções:

(a) Solução ácida periódica

Ácido periódico19ml

Água destilada200ml

(b) Reagente de Schiff

Fucsina de base -1 g

Água destilada-200 ml

Metabissulfato de potássio-2 g

Conc. HCl-2 ml

Carvão ativado -2 g

Dissolver 1 g de fucsina básica em 200 ml de água destilada a ferver, retirando o frasco de água do Bunsen imediatamente antes de adicionar a fucsina básica. Deixar arrefecer a solução até 50^0 c e adicionar 2 g de metabissulfito de potássio, misturando. Deixar arrefecer até à temperatura ambiente, adicionar 2 ml de ácido clorídrico conc., misturar, adicionar 2 g de carvão ativado e deixar durante a noite no escuro à temperatura ambiente. Filtrar quando a solução deve ser límpida ou de cor amarela pálida. Conservar num recipiente escuro a 4^0 c.

Procedimento:

1. Desparafinar as secções e levar à água destilada.
2. Tratar com ácido periódico, 5 min.
3. Lavar bem com várias mudas de água destilada.
4. Cobrir com reagente de Stiff, 10-20 min.
5. Lavar em água corrente da torneira, 5-10 min.
6. Corar os núcleos com hematoxilina de Harris ou uma hematoxilina férrica. (Não utilizar a hematoxilina de Ehrlich, que também corará alguns compostos PAS positivos).
7. Diferenciar em ácido-álcool e azular como habitualmente.
8. Lavar com água, desidratar em álcool, limpar em xileno e montar como pretendido.

Resultados:

Substâncias PAS positivas - magenta

Núcleos azuis.

Os hidratos de carbono positivos PAS mais importantes nos tecidos são os polissacáridos (glicogénio), Mucopolissacáridos neutros, mucoproteínas, glicoproteínas e glicolípidos. Os mucopolissacáridos ácidos são apenas fracamente positivos ou negativos. A reação PAS pode ser utilizada para demonstrar muitos outros constituintes tecidulares normais e patológicos, sendo os mais importantes a amiloide, a membrana basal, a cartilagem, os cerebrosídeos, as mucinas epiteliais, os fungos, a membrana hialina do pulmão neonatal, os pigmentos lipocrómicos, as células mucóides, os grânulos mucóides, os grânulos de zimogénio, o amido, o coloide da tiroide, etc.

Mancha de Van Gieson (1889)

A mistura de ácido pícrico e fucsina ácida de Van Gieson é o método mais simples para a coloração diferencial do colagénio. As suas principais desvantagens são a incapacidade de corar as fibrilas jovens com o vermelho profundo que é importado para o colagénio maduro e a tendência para o desvanecimento da cor vermelha, independentemente do meio de montagem utilizado. Para evitar este desvanecimento, Curtis (1905) sugeriu a utilização de ponceau S como substituto da fucsina ácida, mas este corante, infelizmente, cora as fibras de colagénio jovens menos bem do que a fucsina ácida.

Preparação:

Ácido pícrico aquoso saturado 100 ml Fucsina ácida a 1 por cento em água destilada 5-10 ml combinar e armazenar. Esta solução é estável e pode ser reutilizada indefinidamente. Uma menor concentração de fucsina produzirá um citoplasma amarelo mais intenso. Se a concentração de fucsina for demasiado elevada, os elementos do tecido corados de amarelo serão ocultados.

Procedimento:

1. Desparafinar as secções e levar à água
2. Corar os núcleos com hematoxilina férrica de Weigert ou com azul de celestina-hemalum.
3. Lavar com água da torneira.
4. Diferenciar em álcool ácido.
5. Lavar bem com água da torneira.
6. Corar em solução de van Gieson durante 2-5 minutos.
7. Secar e desidratar com álcoois.
8. Limpar em xileno e montar em DPX

Resultados:

Núcleos: azul / castanho-preto a preto

Colagénio - vermelho escuro

Outros tecidos (músculo, citoplasma, hemácias, fibrina) - amarelo

Nota:

Os núcleos corados com hematoxilina de alúmen são facilmente descolorados pelo ácido pícrico presente na coloração. Para evitar este fenómeno, utiliza-se a hematoxilina férrica ou a sequência de hemalina azul de celestina, uma vez que são resistentes à solução ácida.

Tricrómio de Masson:

Preparação:

- Coloração cicloplasmática (plasma)

Fucsina ácida 0,5 g

Ácido acético glacial 0,5 mg

Água destilada 100 ml

- Diferenciador e mordente

Ácido fosfomolíbdico

Água destilada

- Mancha de fibra

Azul de metilo2g

Ácido acético glacial2 ,5ml

Água destilada100ml

Procedimento:

1. Desparafinar a secção e levar à água.
2. Corar os núcleos com hematoxilina férrica de peso ou com azul de celestina-hemalum.
3. Lavar bem com água da torneira
4. Diferenciar em álcool ácido
5. Lavar bem com água da torneira
6. Mancha no citoplasma 5-10 min
7. Enxaguar em água destilada
8. Tratar com ácido fosfomolíbdico para uma diferenciação adequada (o colagénio é descolorido, o músculo, as hemácias e a fibrina permanecem vermelhos)
9. Enxaguar em água destilada
10. Corar com corante de fibras durante 2-5 min.
11. Lavar bem em água
12. Tratar com ácido acético a 1%, 1-2 min.
13. Secar, desidratar com álcool
14. Limpar em xileno e montar em DPX

Resultados:

- Núcleos - azul - preto
- Músculo, glóbulos vermelhos, citoplasma, fibrina, alguns grânulos citoplasmáticos - vermelho

- Colagénio - azul
- Cartilagem-azul
- Mucina azul
- Azul amiloide

Nota:

A fucsina ácida cora o colagénio quando utilizada em combinação com o ácido pícrico na coloração de van Gieson, mas quando utilizada com o tricrómio verde claro de SF Mason, cora os eritrócitos e o músculo.

Demonstração das estrias musculares:

Os métodos da hematoxilina e eosina e do tricrómio podem demonstrar as estrias musculares. Podem também ser coradas utilizando a hematoxilina férrica de Heidenhain e a hematoxilina de ácido fosfotúngstico de Mallory. Estes dois métodos permitem uma melhor definição das estrias musculares do que os tricrómios.

Demonstração das fibras do tecido elástico:

Foram desenvolvidas numerosas técnicas para a demonstração das fibras do tecido elástico, embora poucas sejam utilizadas atualmente. De entre estas, as mais populares são a verhoeff , a orceína, a resorcina-Fuchsina de Weigert, o aldeído fúcsia.

Demonstração das fibras de reticulina:

As fibras de reticulina são demonstradas utilizando corantes como meio de coloração e os métodos de impregnação de metais. As técnicas corantes (método de Gordon e Sweet, método de Gomori) para a demonstração reticular não podem ser consideradas completamente fiáveis. A impregnação com prata é o melhor método, embora seja caprichoso, fornece contraste que permite resolver até as fibras mais finas.

Demonstração da queratina:

A queratina é uma proteína fibrosa derivada das camadas superficiais da epiderme e do epitélio escamoso estratificado. É relativamente insolúvel e contém uma percentagem variável, embora elevada, de enxofre, maior na queratina dura (cabelo, unhas, penas) do que na queratina mole (pele). Isto pode explicar a variação nas reacções de coloração da queratina em diferentes situações, normais e anormais.

Os grânulos de querato-hialina encontram-se como grânulos basófilos no citoplasma das células do estrato granuloso da epiderme. O pelo e a queratina coram a vermelho com hematoxilina e eosina, enquanto a querato-hialina é azul escuro. Devido ao seu elevado teor de enxofre, tanto o cabelo como a queratina podem ser bem demonstrados por (ácido fórmico - azul de alcian, floxina de Lendrum - tartarazina). métodos histoquímicos de aminoácidos para grupos sulfidrilo dissulfureto. Os grânulos de cabelo e de querato-hialina são geralmente Gram-positivos, mas a queratina é apenas fracamente e os fios de cabelo são fortemente ZN positivos.

A queratina é variavelmente PAS positiva, o Tricrómio cora a queratina de vermelho/laranja e a queratina mole cora-se com corantes solúveis em óleo quando contém lípidos derivados da glândula sebácea.

Demonstração de amiloide:

Manchas Amiloide, que significa semelhante a amido, é o nome dado por Virchow há mais de 100 anos para descrever uma substância extracelular firme, amorfa, translúcida e eosinofílica. Surge como consequência de uma doença inflamatória crónica de longa duração. Pode depositar-se em praticamente qualquer tecido do corpo, embora seja frequentemente observada pela primeira vez nas paredes dos vasos sanguíneos.

A amiloide é predominantemente de natureza proteica, sendo a pequena fração de hidratos de carbono responsável pela variação dos resultados da coloração. A amiloide é de dois tipos. Amiloide primário e/ou atípico, que se encontra normalmente nos músculos e no sistema cardiovascular, mas que pode ser mais convenientemente diagnosticado em biópsias rectais, cutâneas ou gengivais. Surge na ausência de quaisquer doenças inflamatórias predisponentes óbvias, como a tuberculose e a artrite reumatoide. Nestes casos, os órgãos mais frequentemente afectados são o fígado, o baço, os rins e as supra-renais, etc.

A amiloide apresenta uma coloração homogénea rosa pálido com hematoxilina e eosina e moderadamente PAS positivo, amarelo a amarelo/castanho com Van Gieson, coloração de fibras azuis ou verdes em métodos tricrómicos do tipo Mason. Em tecidos frescos tratados com iodo, a amiloide apresenta uma coloração castanho-aloirada que se torna azul com o tratamento com ácido sulfúrico a 10%.

Estas colorações não são fiáveis para fins de diagnóstico, uma vez que não são específicas. São utilizados outros métodos de confirmação para a demonstração de amiloide em secções de tecido. São eles

1. Coloração metacromática
2. A coloração com vermelho congo exibe uma birrefringência amarelo-verde em luz polarizada.
3. Fluorescência induzida com tioflavina T
4. Coloração com azul de Alcian

Este método demonstra o verde amiloide com coloração diferencial do tecido conjuntivo (colagénio - vermelho, músculo, citoplasma e eritrócitos - amarelo)

Ácido nucleico:

As proteínas nucleares são combinações de proteínas básicas com ácidos nucleicos. No núcleo encontramos maioritariamente ácido desoxirribonucleico, com algum ácido ribonucleico. No citoplasma da maioria das células existe abundante ácido ribonucleico concentrado principalmente nos ribossomas.

Numa secção corada com H e E, a parte do núcleo corada de forma escura é a cromatina, constituída por nucleoproteínas que são, em grande parte, ADN. Como o núcleo é a força motriz da célula, pode considerar-se que o ADN é a parte mais importante da estrutura celular. O ADN é auto-replicante e determina as caraterísticas genéticas que são transmitidas a cada célula recém-formada durante a divisão celular. Na célula em repouso, os cromossomas estão espalhados e não podem ser vistos separadamente, mas durante a divisão celular os cromossomas condensam-se em componentes individuais e é então que o ADN é reproduzido e transmitido pelos cromossomas em divisão quando estes se dividem ao longo do seu comprimento. O ARN está presente, em pequena escala, nos cromossomas e, em maior escala, no nucléolo e nos ribossomas do retículo endoplasmático do citoplasma. Em secções histológicas, utilizando coloração com corantes e microscopia ótica, o ARN citoplasmático pode ser visível sob a forma de grânulos basófilos. O citoplasma da maior parte das células é geralmente fortemente acidófilo, mas os plasmócitos contêm uma quantidade tão grande de ARN no seu citoplasma que este é anfófilo, corando-se de púrpura com uma técnica de coloração básica e ácida de rotina, como a hematoxilina e a eosina. O ARN está especialmente envolvido na síntese de proteínas e isto é observado nos plasmócitos, que produzem globulinas no processo de formação de anticorpos. Os corpos de Russell são hialinos

Colora corpos de inclusão com um elevado teor de ARN do que o que pode ser demonstrado no citoplasma das células plasmáticas.

Tanto as moléculas de ADN como as de ARN são constituídas por grupos alternados de açúcar e fosfato, estando uma base azotada ligada a cada açúcar desoxirribose no ADN e no ARN é o açúcar ribose. A hidrólise do ácido nucleico dá origem a

1. Grupos fosfatos
2. Açúcar e
3. Bases azotadas

A demonstração das bases nucleicas e depende da reação de corantes com os grupos fosfato ou da produção de aldeídos a partir do açúcar desoxi-ribose. Não existem métodos histoquímicos disponíveis para demonstrar as bases azotadas. O radical fosfato ácido é a razão do seu aspeto basófilo e os corantes básicos são amplamente utilizados para a coloração de rotina dos ácidos nucleicos, mas como estes se combinam com outras substâncias para além dos ácidos nucleicos, não serão específicos. O verde de metilo tem uma afinidade especial pelo ADN. O componente açucarado do ADN é identificado pela reação de aldeído-Schiff após hidrólise ácida e a reação de Feulgen é um teste preciso e específico para o ADN.

O ARN pode ser bem evidenciado pelas técnicas da pironina e do verde de pironina-metilo, apesar de algumas dificuldades técnicas. O ARN pode também ser evidenciado pelo laranja de acridina (juntamente com o ADN) e pela técnica da galocinina-crómio-alumínio com um procedimento de extração adequado.

Pigmentos e minerais:

Em biologia, os pigmentos são definidos como substâncias presentes na matéria viva que absorvem a luz visível. Por conseguinte, os vários pigmentos podem ter origens muito diferentes, constituição química e significado biológico.[3] Os pigmentos são produzidos em tecidos normais e patológicos.[7] Os pigmentos podem ser classificados da seguinte forma:[5] 1. Endógenos

2. Exógeno
3. Arte facto
4.

Pigmentos endógenos:	**Mancha**	**Cor**
1) Pigmentos hemáticos:		
Hemossiderina	Perls Azul da Prússia	Azul
	Schmeltzers	Azul
	Hukill e Putt's	Vermelho
Hemoglobina	Leuco Paten azul	Azul escuro
	Amido preto	Preto
Hemozoína (pigmento contra a malária)	O mesmo que a formalina, exceto que não ocorre em toda a secção e é encontrada	
Pigmento biliar (Hematoidina)	intracelularmente em fagócitos.	Esmeralda para verde azulado
	Reação da torneira	
	Método de Glenner	
	> Bilirrubina	Verde
	> Hemossiderina	Azul
	> Lipofuscina	Vermelho
2) Pigmento de tirosina	Masson-Fontana	Preto
Melanina	Reação de Schmorls	Azul escuro
	Óxidos de DOPA	Castanho escuro
3) Pigmento lipídico	Masson - fontana	Preto
Lipofuscina	Reação de Schmorls	Azul escuro

	Long ziehl-Neelsen Sudão negro PAS	Vermelho

Outros pigmentos endógenos derivados de lípidos são o ceroide, Dubin-Johnso, Corpos de Hamazaki-weisenberg, etc.

Minerais endógenos:

Minerais	Mancha	Cor
Ferro	Discutido no âmbito do rubrica do pigmento Haem.	
Cálcio	Von Kossa Vermelho de alizarina s	Preto Laranja-vermelho
Cobre	Ácido rubeânico Chodanina modificada	Preto esverdeado Vermelho a vermelho alaranjado
Urate	Prata metenamina	Preto

Pigmentos e minerais exógenos:

Os materiais estranhos encontrados nos tecidos que são frequentemente coloridos, opacos ou cristalinos são tradicionalmente descritos como pigmentos exógenos. São completamente diferentes, em termos de origem e estrutura, dos pigmentos que foram discutidos, mas são agora considerados porque pode ser necessário distinguir estas substâncias exógenas dos pigmentos que ocorrem naturalmente e porque alguns métodos de coloração para ambos os grupos são semelhantes.[7]

Pigmento para tatuagens:

Sob este título, encontra-se uma grande variedade de pigmentos coloridos. Felizmente, estão normalmente confinados à pele que foi tatuada, mas podem ser encontrados nas glândulas associadas ou em quaisquer áreas linfóides adjacentes. Se forem observadas através de luz reflectida, podem ser vistas as várias cores dos pigmentos corantes utilizados para criar a tatuagem. [3,7]

Tatuagem de amálgama:

As áreas de pigmentação castanho-preta na boca podem resultar da introdução traumática de mercúrio e prata da amálgama dentária durante os procedimentos dentários. Histologicamente, os grânulos castanhos depositam-se no colagénio, nas membranas basais, na bainha dos nervos, nas paredes dos vasos sanguíneos e nas fibras elásticas. O padrão de distribuição é semelhante ao observado na argiria cutânea. [3]

Carbono:

Pode ser encontrada nos pulmões e nos gânglios linfáticos axilares e mediastínicos. É preto e não pode ser branqueado ou dissolvido com quaisquer solventes conhecidos. Quando se encontra aumentado nas áreas acima, a condição é denominada antracose. [2]

Sílica:

Os cristais de sílica são facilmente detectados em secções de parafina de rotina quando são examinados com luz polarizada. Têm uma configuração caraterística de agulha ou vidro partido. [2]

Outros compostos metálicos:

Os metais como o bário, o bismuto, o chumbo, o berílio e outros catiões orgânicos requerem técnicas especializadas. A sua sensibilidade e especificidade são variáveis. [7]

Depósitos de artefactos:

Estes depósitos são produtos da ação de algum reagente utilizado no processamento do tecido ou secção com componentes do tecido, ou por simples deposição. O pigmento artefactual é constituído por[5]

Pigmento de artefacto	Solúvel em	Identificado por
Formalina	Ácido pícrico alcoólico	Birefringência, Cor castanha a preta, extracelular em associação com áreas de hemorragia e com vasos sanguíneos.
Mercúrio	Iodo alcoólico	Grânulos castanhos extracelular através do tecido
Cromato	Álcool ácido	Grânulos castanhos ou pretos monorefringentes extracelulares.

Outros depósitos de artefactos são

Depósitos de manchas:

Pode ocorrer depósito de corantes na secção de tecido devido a uma técnica incorrecta. O depósito de manchas é evitado através da filtração da solução de coloração.

Cera de parafina:

A cera de parafina é facilmente reconhecida pela sua posição, particularmente nos núcleos, pelo seu aspeto refrativo e pela sua birrefringência. Pode ser normalmente removida por tratamento em xileno a 60^0 c.

MANCHAS EM MICROBIOLOGIA

Bactérias:

Devido à sua transparência, as bactérias são difíceis de observar em preparações não coradas. São melhor visualizadas quando lhes são aplicados corantes especiais. A coloração das bactérias é possível devido à afinidade de certos grupos ionizáveis no corante e nos componentes químicos da célula bacteriana. Uma vez que a carga de uma célula bacteriana é negativa, um corante ácido não será atraído para a célula, mas sim repelido. Os corantes básicos não só serão atraídos pela carga negativa da célula, como também corarão os componentes internos da célula, que são principalmente proteínas e ácidos nucleicos. Alguns dos corantes básicos preferidos utilizados no laboratório para a coloração de bactérias são o violeta de cristal, a safranina e o azul de metileno.[1]

As técnicas de coloração de uso corrente em bacteriologia são as seguintes [1]

1) Manchas simples
2) Coloração negativa
3) Métodos de impregnação
4) Colorações diferenciais

As duas colorações diferenciais mais utilizadas são a coloração de Gram e a coloração ácido-rápida.

Coloração de Gram: [1,3,11]

A coloração de Gram foi originalmente concebida pelo histologista Christian Gram (1884) como um método de coloração de bactérias em tecidos. Apesar de ter passado mais de um século desde que Gram descreveu a sua técnica, o seu raciocínio químico é ainda obscuro. Deve-se provavelmente a uma mistura de factores, sendo os mais importantes o aumento da espessura, a composição química e a integridade funcional da parede celular das bactérias Gram-positivas. Quando estas bactérias morrem, tornam-se Gram-negativas.

Com a ajuda da coloração de Gram, as bactérias podem ser divididas em dois grupos (ver quadro) com base na capacidade ou incapacidade das células coradas resistirem à descoloração pelo álcool. (As bactérias Gram-positivas retêm a coloração primária após tratamento com álcool/acetona, enquanto as bactérias Gram-negativas são descoloradas).

Morfologia	Gram-positivo	Gram-negativo
Cocci	*Staphylococcus* *Streptococcus* *Pneumococo*	*Neisseria*
Cocco-Bacilli		*Brucella* *Bordatella* *Haemophilus*
Bacilos	*Bacilo* *Clostridium* *Corynebacterium* *Mycobacterium* *Lactobacilos*	*Escherichia* *Klebsiella* *Salmonela* *Shigella* *Proteus* *Pseudomonas* *Vibrio* *Pasturella*

Reagentes necessários:

1. Violeta cristal / violeta de metilo / violeta genciana

Solução - A: Violeta cristalino2 gm

Etanol a 95 % 20 ml

Solução - B: oxalato de amónio 0,8 gm

Água destilada 80 ml

Misturam-se as duas soluções anteriores para obter o cristal violeta.

Estes corantes violetas são constituídos por uma estrutura de para-rosanilina com um número variável de grupos metilo ligados. O número destes grupos determina a tonalidade efectiva do violeta, que varia entre o violeta avermelhado e o violeta azulado. O violeta de metilo pode ser obtido como 2R, R, B, 2B, 6B e, nesta gama, o n.º indica a profundidade da cor e a letra a tonalidade. Assim, 6B é mais azul do que B ou 2B. A violeta de genciana é uma mistura de rosanilinas mal definidas e não está de modo algum normalizada. A violeta cristalina é uma para-rosanilina hexametilada. Apresenta uma cor azulada definida, com uma fórmula específica.

Por estas razões, deve ser sempre utilizado violeta de metilo de uma tonalidade específica ou violeta de cristal para obter resultados padronizados.

2. Gramas de iodo

   a. Iodo1 g
   b. Iodeto de potássio2 g
   c. Água destilada10 ml

   Agitar ou triturar até dissolver, completar até 300 ml com água destilada.

3. Solvente orgânico, como etanol / acetona / anilina.

4. Carbol fucsina / safranina / vermelho neutro

   Fucsina de base1 g

   Ab. Álcool10 ml

   5% aq. Fenol100 ml

Manchas Dissolve-se a fucsina básica em álcool e adiciona-se fenol. Misturar bem. Filtrar antes de utilizar.

A sequência e a função de cada componente da coloração de Gram são as seguintes

1. Coloração primária: O esfregaço fixado pelo calor é corado com violeta cristal a 1 por cento, durante 15 segundos. O excesso de corante é lavado da lâmina. Nesta fase, as células têm um aspeto violeta (azul a preto)
2. Mordente: A violeta cristalina pode ser ainda fixada à célula pela adição de um mordente, 30 seg. Uma solução diluída de iodo que produz um complexo violeta cristalino-iodo.
3. Descoloração: Aplica-se uma solução de álcool a 95 % ao esfregaço corado, durante um período não superior a 2-5 segundos. O álcool desidrata os hidratos de carbono, que estão presentes em grandes quantidades nas paredes celulares dos organismos Gram - positivos. Por conseguinte, estes retêm o corante (ou o complexo de iodo corante). As paredes dos organismos Gram-negativos contêm uma elevada concentração de lípidos, para os quais o álcool é um solvente. O tamanho dos poros é aumentado e o complexo corante escapa.
4. Contra-coloração: A fucsina de Carbol, 20 segundos, ou o vermelho neutro (recém-filtrado), 1-2 minutos, é a coloração secundária aplicada à preparação fixada. Se as células tiverem sido descolorizadas com álcool, absorverão a coloração e aparecerão vermelhas (Gram-negativas). Se as células não tiverem sido descolorizadas, a coloração secundária não terá qualquer efeito na preparação já corada e as células permanecerão violeta/azul-preto (Gram-positivas).

Manchas ácido-resistentes[1,11]

As micobactérias são revestidas por um material ceroso espesso que contém ácidos gordos de cadeia longa, o ácido micólico, que resiste à coloração. Este material ceroso gordo influencia a penetração das *manchas* e a resistência à sua remoção por ácido e álcool. Por esta razão, os organismos que possuem esta propriedade são designados por ácido e álcool rápidos. *O M. tuberculosis* é o agente patogénico ácido-rápido mais comum e é altamente resistente à descoloração por ácidos minerais e álcool. *O M. laprae* é menos ácido-rápido, pelo que é mais facilmente descolorizado do que o *M. tuberculosis.*

Para que o corante primário, a fucsina carbónica, penetre no material ceroso dos bacilos ácido-rápidos, é necessário algum tipo de tratamento físico. O calor é utilizado na técnica convencional de Ziehl-Neelsen, para reduzir a tensão superficial, aumentando a porosidade e forçando a penetração dos corantes nesta cápsula.

A modificação Kinyoun da coloração ácido-rápida é designada por método a frio, uma vez que se adiciona um detergente tensoactivo, o Tergitol, à fucsina de carbol para facilitar a coloração em vez do calor. Qualquer um destes métodos é satisfatório.

Técnica Ziehl - Neelsen (mancha quente)[11]

(Ziehl - 1882; Neelsen - 1883)

a. Fucsina de carbol: Dissolver 3 g de fucsina básica em 10 ml de etanol a 90 - 95 %. Adicionar 90 ml de solução aquosa de fenol a 5 %.

b. Ácido-álcool: Adicionar lentamente 3 ml de HCl conc. a 97 ml de etanol a 90 - 95 %, por esta ordem. A solução pode aquecer.

c. Azul de metileno (contracoloração): Dissolver 0,3 g de cloreto de azul de metileno em 100 ml de água destilada.

Procedimento:

Cobrir um esfregaço seco e fixado pelo calor com 5-7 gotas de corante fucsina de carbol. Aquecer a lâmina coberta com o corante até à formação de vapor. Deve evitar-se a ebulição da coloração. Descolorar com ácido - álcool até que não apareça mais mancha na lavagem (2 min.). Escorrer, secar ao ar e examinar com uma objetiva de imersão em óleo de 100X. *As micobactérias* estão coradas a vermelho sob um fundo azul claro.

Técnica Kinyoun (coloração a frio) [11]

Este método é idêntico à técnica Z-N, exceto no que se refere à adição de tergitol à fucsina de carbol em vez de calor.

Fungos:

A maioria dos fungos cora-se suficientemente com hematoxilina e eosina para serem reconhecíveis. O método de Gram e as suas modificações podem ser utilizados para demonstrar os fungos, sendo o micélio ramificado (hifas) Gram-positivo e os esporos (conídios) Gram-negativos. O método de Gridley é o melhor para a sua demonstração selectiva. Uma vez que praticamente todos os fungos são PAS-positivos, estas técnicas podem ser utilizadas para a sua demonstração geral. O Giemsa é especialmente valioso para o pequeno organismo casual da histoplasmose. As cápsulas mucóides dos *criptococos* podem ser evidenciadas por coloração metacromática, azul de toluidina ou tionina. Pode ser utilizado o azul de Alcian ou a mucicarmina de Southgate. A modificação de Grocott do método da hexamina-prata de Gomori dá uma imagem muito clara da maioria dos fungos.

Inclusões virais:

Os vírus individuais são demasiado pequenos para serem demonstrados por técnicas de microscopia ótica. Os corpos de inclusão viral no interior das células dos tecidos infectados podem ser grandes e numerosos. Estes podem ser corados com Giemsa, utilizando um tampão de pH 7,2 como diluente, ou, em alternativa, com o método de Macchiavello. A maioria dos corpos de inclusão pode ser demonstrada com o método da floxina-tartrazina de Lendrum. Este método não cora os corpos *das manchas* de Negri, que podem ser corados com Giemsa, Macchiavello ou azul de metilo eosina de Mann. As inclusões de ADN podem ser demonstradas pelas técnicas de Feulgen.

Só se pode suspeitar de uma doença viral em secções histológicas para microscopia ótica pela presença de inclusões intracelulares em associação com alterações celulares caraterísticas em determinadas situações reconhecidas. A microscopia eletrónica é frequentemente o melhor método de identificação.

MANCHAS EM HEMATOLOGIA

Historial: [16] Ehrlich foi o primeiro a utilizar corantes de anilina simples, primeiro em sequência e mais tarde como corantes ácido-básicos pré-misturados (corantes neutros). Desta forma, Ehrlich desenvolveu a sua coloração histórica, mas incorretamente designada por "triácido". Trata-se de uma mistura de laranja G, fucsina ácida e verde de metilo (pensava-se que os três grupos básicos do verde de metilo se combinavam com dois corantes ácidos, daí o nome). Atualmente, não é utilizada.

Jenner (1889) descobriu que o precipitado formado pela mistura de eosina e azul de metileno podia ser dissolvido em álcool metílico para formar uma coloração útil, combinando certas propriedades de ambos os corantes originais. A coloração de Jenner é muito semelhante à coloração de May-Grunwald.

Romanowsky (1890) verificou que, quando uma solução de azul de metileno antigo (amadurecido e, por conseguinte, policromado) é misturada com eosina e o precipitado é dissolvido em álcool metílico, obtém-se uma coloração que tem um alcance mais vasto do que a coloração de Jenner, corando núcleos celulares e grânulos de plaquetas (que a mistura de Jenner não corou).

As colorações Romanowsky modernas, por exemplo Wright e Leishman, são basicamente semelhantes ao método original de Romanowsky, sendo a principal diferença o método de policromar o azul de metileno.

Princípio: As películas de sangue são coradas pelos corantes de Romanowsky, que são corantes compostos constituídos por uma mistura de azul de metileno e eosina, com uma série de corantes contaminantes que podem alterar as caraterísticas da coloração. O azul de metileno é um corante básico que cora componentes celulares ácidos, como os ácidos nucleicos e as nucleoproteínas dos núcleos. A eosina é um corante ácido que cora componentes básicos, como as moléculas de hemoglobina, o citoplasma, etc. [6,16]

Os grânulos no citoplasma dos leucócitos neutrófilos ou fracamente corados pelos complexos azuis. Os grânulos eosinofílicos contêm um derivado de espermina com um

Mancha o grupamento alcalino que se cora fortemente com componentes ácidos do corante, enquanto os grânulos basofílicos contêm heparina que tem uma afinidade para os componentes básicos do corante.

Métodos de coloração: As colorações de Romanowsky são universalmente utilizadas para a coloração de películas de sangue como rotina e podem ser obtidos resultados muito satisfatórios. Na medida do possível, as películas devem ser coradas logo que tenham secado ao ar e não devem ser deixadas sem fixação durante mais do que algumas horas. Se as películas não forem coradas durante um dia ou mais, verificar-se-á que o fundo de plasma seco apresenta uma coloração azul pálida, que é impossível de remover sem estragar a coloração das células sanguíneas. Outros factores que afectam os resultados são o tempo de coloração, a relação entre a concentração do corante azul de metileno e a eosina e o P^H da solução de coloração.

Na prática, estão disponíveis vários corantes Romanowsky, que são utilizados isoladamente ou em combinação.

As manchas Romanowsky de uso corrente são [16]

1. Mancha de Wright
2. Mancha de Leishman
3. Coloração de Giemsa
4. Coloração panóptica
    i. Coloração de Jenner-Giemsa
    ii. Coloração de May-Grunwald-Giemsa.

Mancha de Wright: Esta excelente mancha de sangue é muito utilizada, especialmente no continente americano. Na sua preparação, o azul de metileno é policromado por aquecimento com bi-carbonato de sódio.

Pode ser adquirido em solução pronta a usar ou em pó. 1,0 g do qual é cuidadosamente dissolvido em 60 ml de álcool metílico.

Mancha de Leishman: Esta é a coloração mais comummente utilizada nas Ilhas Britânicas e Índia. Na sua preparação, o azul de metileno é policromado por aquecimento de uma solução a 1% com carbonato de sódio a 0,5% a 65°C durante 12 horas, após o que se deixa amadurecer durante 10 dias antes de ser misturado com um volume igual de eosina a 0,1%. Depois de esta mistura ter repousado durante 10 horas, é filtrada e o precipitado é seco e moído até se obter um pó fino. Para preparar a coloração, uma pequena ponta de faca do pó de cada vez é bem triturada com 10-20 ml de álcool metílico absoluto (o álcool metílico sem acetona é utilizado para a preparação da coloração porque a acetona dissolve a membrana dos leucócitos (solvente de acetona-lípido que é principalmente formado por lípido) e deixa-se assentar (1 minuto), e a solução alcoólica sobrenadante da coloração é filtrada para um frasco de reserva. Este procedimento é repetido até à dissolução de 0,15 g em 100 ml de álcool metílico absoluto. Este corante melhora com a idade e só é satisfatório após um período mínimo de 3 semanas após a sua preparação.

Procedimento: [6,16]

1. Colocar o esfregaço seco ao ar, com a película virada para cima, num suporte de coloração (duas varas de vidro paralelas com 5 cm de distância entre si sobre o lavatório).
2. Cobrir o esfregaço com a coloração de Leishman não diluída e deixar atuar durante 2 minutos (a coloração de Leishman contém álcool metílico que fixa o esfregaço de modo a que este não seja lavado pela água quando a coloração é diluída).
3. Diluir com o dobro do volume de água destilada para 1 volume de corante até aparecer uma espuma metálica (no caso do corante de Wright, diluir com volumes iguais de água destilada). O corante e a água podem ser misturados soprando suavemente sobre a superfície. Deixar o corante diluído atuar durante 5-7 minutos.
4. Lavar o esfregaço com água destilada até adquirir uma tonalidade rosada (até 2 minutos).
5. A parte de trás da lâmina deve estar limpa e ser mantida na vertical para secar.

Nota: Pode verificar-se frequentemente que a água destilada não proporciona uma diferenciação adequada. Neste caso, utiliza-se um tampão fosfato com pH 6,8 em vez de água destilada para a diluição e lavagem do esfregaço, etc.

Resultados: [5]

Núcleo-azul

Grânulos de neutrófilos - cor-de-rosa

Grânulos de eosinófilos - vermelho vivo

Grânulos de basófilos - Azul

Glóbulos vermelhos - cor-de-rosa

Coloração de Giemsa: [16,18]

Entre as colorações de Romanowsky atualmente utilizadas, a Giemsa é a mais comum. Em vez de corantes policromados empiricamente, esta coloração utiliza vários compostos azuis (tionina e seus derivados metílicos) com eosina e azul de metileno. A solução de corante Giemsa pode ser preparada dissolvendo 3,75 g de corante em pó em 375 ml de álcool metílico e adicionando 375 ml de glicerol. Agitar bem. Manter na incubadora a 37°C durante 4 dias antes de utilizar. (É melhor comprar o corante comercialmente em solução). O esfregaço deve ser pré-fixado durante 3 minutos com álcool metílico. São secos e imersos em corante de Giemsa diluído (1 volume de corante mais 9-15 volumes de água destilada ou tampão de P^H 6.8) em frascos de Coplin durante 15 minutos a 1 hora. Em seguida, são lavados em água destilada e secos ao ar, não sendo montados.

Esta coloração não é habitualmente utilizada apenas em hematologia, mas é uma excelente coloração para corpos de inclusão para mostrar inclusões. O esfregaço deve ser deixado a corar na coloração de Giemsa diluída durante 12-18 horas. Por si só, o Giemsa cora os glóbulos vermelhos e os neutrófilos

A coloração dos grânulos é fraca, mas os grânulos azurófilos (vermelhos) estão bem corados. Esta coloração é também útil para *espiroquetas,* protozoários, mastócitos, etc.

Resultados:

Núcleos - Azul

Citoplasma - Cor-de-rosa

Corpos de inclusão - Azul/ Lavanda

Os glóbulos vermelhos, os leucócitos, as células do pus, etc., coram-se como nos filmes de sangue, mas mais profundamente.

Em combinação com as colorações de Jenner ou de May-Granwald, constitui uma coloração panóptica.

Coloração panóptica: [16]

Consiste na combinação de uma coloração de Romanowsky com outra coloração. Esta combinação melhora a coloração dos grânulos citoplasmáticos e de outros corpos. Os dois métodos mais utilizados são os seguintes: - Jenner-Giemsa

O May-Granwald-Giemsa dá resultados ligeiramente melhores do que o Jenner-Giemsa.

COLORAÇÕES EM CITOPATOLOGIA

No ciclo de vida normal, as células do corpo estão continuamente a ser renovadas por divisão celular. No processo de crescimento, a camada inferior empurra a camada recém-formada para cima, deslocando a camada superficial de células para os fluidos corporais circundantes. As células libertadas para o fluido são representativas do órgão vizinho. As amostras são colhidas do doente, após uma preparação cuidadosa, e são examinadas ao microscópio. O tamanho, a forma e as qualidades de coloração das células ou qualquer anomalia mínima diferenciam as células normais das doentes.

O principal objetivo da técnica citológica é o diagnóstico citológico do cancro. No entanto, esta técnica também é utilizada para determinar o sexo cromossómico, os efeitos das hormonas estrogénicas e a presença e, por vezes, o tipo de infeção. [2]

Os métodos de obtenção da amostra de várias regiões incluem aspiração, esfregaços, técnicas abrasivas e lavagem. [2]

Para garantir uma boa amostra, o esfregaço acabado de preparar deve ser fixado imediatamente, uma vez que as células esfoliadas se decompõem rapidamente. [2]

Métodos de coloração:

Os esfregaços são frequentemente corados pelas colorações de Romanowsky ou pela hematoxilina e eosina. A escolha do método dependerá do local envolvido ou da preferência pessoal, embora o método de Papanicolaou seja universalmente utilizado para os esfregaços de rotina. [5]

Técnica de Papanicolaou (1942, 1952)[7]

A coloração de Papanicolaou, que se tornou a coloração mais popular, foi originalmente desenvolvida para demonstrar as alterações cíclicas que ocorrem no tecido escamoso.

Mancha o epitélio do trato genital feminino em resposta a alterações nos níveis hormonais. O citoplasma das células escamosas parabasais apresenta uma coloração azul-esverdeada profunda, as células intermédias apresentam uma coloração azul-esverdeada pálida e, à medida que as células atingem a maturidade total como células superficiais, o citoplasma apresenta uma coloração rosa. O G laranja na coloração é seletivo para qualquer queratina que possa estar presente. O citoplasma corado mantém um grau de transparência que reduz a fadiga ocular e os núcleos são corados com precisão com hematoxilina de Harris. A coloração citoplasmática pode ser influenciada por vários factores, incluindo a alteração do pH em resultado de uma infeção e também pela espessura e fixação do esfregaço. No entanto, a coloração de Papanicolaou fornece uma boa coloração diferencial e, como resultado, é amplamente utilizada para outros esfregaços citológicos de rotina. Deve-se dizer que um citologista geralmente obtém os melhores resultados com o método de coloração com o qual ele está mais familiarizado.

Preparação:

As soluções de coloração utilizadas nesta técnica podem ser adquiridas comercialmente ou preparadas da seguinte forma

1) Coloração de hematoxilina de Harris

2) Corante laranja G (OG-6)

Solução aquosa a 10 % de Orange G50 - ml

Álcool etílico a 95 %950 ------ ml

Ácido fosfotúngstico0 ----------,15 gm

Conservar num frasco escuro e bem rolhado e filtrar antes de utilizar.

3) EA- 36 manchas de stock

a. Preparar a seguinte solução aquosa, utilizando água destilada.

2 % verde claro S. F. amarelado

10 % Castanho Bismark Y

Deixar repousar durante vários dias.

b. Preparar uma solução de reserva alcoólica

i. 0,1 % Verde claro

2 % aquoso verde claro -50 ml

Álcool etílico a 95 %950 ---- ml

ii. 0,5 % Castanho Bismark

10 % de castanho Bismark aquoso - 10 ml

Álcool etílico a 95 %190 ----------- ml

iii. 0,5 % Eosina

Eosina Y solúvel em água e em álcool-5 gm

Álcool etílico a 95 %1000 -- ml

EA- 36 Solução de coloração de trabalho:

Combinar

0,1% verde claro450 -------- ml

0,5 % Castanho Bismark --- 100 ml

0,5 % eosina450 ------------- ml

Ácido fosfotúngstico --------- 2 gm

Carbonato de lítio

Solução aquosa saturada --10 gotas

Misturar bem e guardar num frasco escuro e bem rolhado antes de utilizar.

Procedimento:

1. Após a fixação, hidratar o esfregaço através de graus decrescentes de álcool para água.
2. Corar com hematoxilina de Harris durante 3 minutos.
3. Enxaguar em água da torneira durante 1-2 minutos.
4. Diferenciar em álcool ácido até que apenas os núcleos retenham a coloração (alguns segundos).
5. Lavar em água da torneira e azular os núcleos em água ligeiramente amoniada.
6. Lavar com água e transferir para álcool a 70 % durante alguns segundos. Em seguida, passar para álcool a 95 %.
7. Corar em OG6 durante cerca de 3 minutos.
8. Enxaguar com duas mudas de álcool a 95 %.

9. Corar em EA-36 durante cerca de 2-4 min. até obter a intensidade de cor desejada.

10. Enxaguar com duas mudas de álcool a 95 % durante alguns segundos.

11. Desidratar em álcool, limpar em xileno e montar em meio sintético neutro. **Resultados:**

Citoplasma de

Célula superficial - Cor-de-rosa

Célula intermédia - Azul esverdeado pálido

Célula parabasal - Azul esverdeado profundo

Núcleos - Azul escuro

Glóbulos vermelhos - Citoplasma azul pálido

Demonstração da cromatina sexual: [2,7]

O corpo da cromatina sexual é uma estrutura constante e caraterística do núcleo das células femininas. Foi descrito em 1949 por Barr e Bertram como uma massa de cromatina planoconvexa nitidamente demarcada, com 1pm de diâmetro, ligada à membrana nuclear.

A identificação do verdadeiro sexo (genético) é importante no diagnóstico de defeitos congénitos, na investigação da infertilidade, etc. A avaliação da cromatina sexual é feita a partir de esfregaços bucais corados com cresil violeta rápido/tionina ácida/orceína acética láctica. A cromatina sexual também é expressa no núcleo dos PMNL no sangue.

RESUMO

As colorações especiais não são apenas uma coloração importante na investigação dentária, mas são frequentemente utilizadas no diagnóstico histopatológico. Embora os materiais de biopsia de tecidos sejam normalmente corados com hematoxilina e eosina, existem inúmeras ocasiões em que este tipo de técnica de coloração não permite um diagnóstico definitivo. Num diagnóstico diferencial de lesões orais na cavidade oral ou à sua volta, uma coloração especial pode ajudar o patologista oral a distinguir um tipo de lesão de outro, por exemplo, um tumor de origem nas glândulas salivares de um tumor odontogénico ou de um tumor proveniente do epitélio não glandular. Uma vez que estes tumores requerem frequentemente diferentes tipos de tratamento, esta distinção é de grande importância prática.

REFERÊNCIAS

1. **Ananthanarayan R, Panikar C.K.J.** Textbook of Microbiology, 5th edition, Orient Longman Ltd - 1996.
2. **Ann Preece H.T**. A manual for histologic technicians, 3rd edition, Little, Brown and Company, Boston -1972.
3. **Bancroft J.D., Stevens A., Turner D.R.** Theory and Practice of Histological Techniques, 4th edition, Churchill Livingstone Edinburgh - 1996.
4. **Clayden E C.** Practical section cutting, 5th edition,
5. **Culling C.F.A., Allison R.T. & Barr W.T.** Cellular Pathology Technique, 4th edition, Butterworth & Co. (Publishers) Ltd., - 1985.
6. **Dacie J.V., Lewis S.M.** Practical Haemotology, 6th edition, Churchill Livingstone, Edinbrgh -1984.
7. **Drury R.A.B., Wallington E.A.** Carleton's histological technique, 5th edition, Oxford University press, New York, - 1980.
8. **França K. Widman.** Clinical interpretative of laboratory tests, 9th edition, P.G. Publishing Pvt. Ltd., Singapore - 1984.
9. **Hayhoe F.G.J. & Flemans.** A colour atlas of haematological cytology, 2nd edition, Wolfe Medical Publications Ltd, Netherlands - 1982.
10. **Kapur S.P.** Histoquímica dos tecidos orais. In: Bhaskar S.N. Orban's Oral Histology and Embryology, 11th edition. Mosby A Harcourt Health Sciences Company, St. Louis - 1991.
11. **Koneman E.W. et al.** Color Atlas and Textbook of Diagnostic Microbiology, 2nd edition, J.B. Lippincott Company, Philadelphia - 1983.
12. **Koss leopold G.** Diagnostic Cytology and its Histopathologic Bases, Volume Dois, 3rd edition, J.B. Lippincott Company, Philadelphia - 1979.
13. **Lee K.W.** A Color Atlas of Oral Pathology, Wolfe Medical Publications Ltd, Holanda -1985.
14. **Lucas R.B.** Pathology of tumors of the oral tissues, 4th edition, Churchill Livingstone, Edinburgh - 1985.
15. **Mukherjee K.L.** Medical Laboratory Technology, A procedure manual for routine diagnostic tests, Volume III, Tata McGraw-Hill Publishing Company Ltd, New Delhi -1988.
16. **Raphael S.S.** Lynch's Medical Laboratory Technology, 4th edition, W.B. Saunders Company,

Philadelphia -1983.

17. Histologia **Sobotta/Hammerson**. Atlas a Cores de Anatomia Microscópica, Urban & Schwarzenberg - 1985.
18. **Talib T.H., Khurana S.R.** A Handbook Medical Laboratory Technology, 1st edition, CBS Publisher and distributors, Delhi-1988.

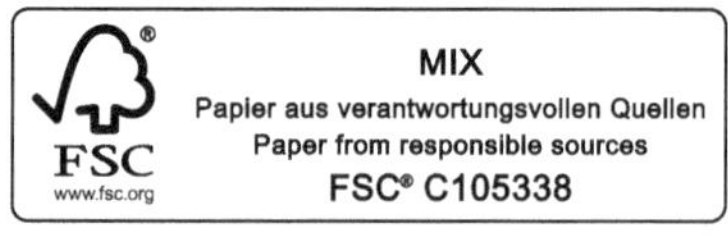

Printed by Books on Demand GmbH, Norderstedt / Germany